从胃肠病谈养生

主编 邓 沂

人民卫生出版社

图书在版编目(CIP)数据

从胃肠病谈养生 / 邓沂主编. —北京: 人民卫生出版社, 2017
ISBN 978-7-117-24730-6

Ⅰ. ①从… Ⅱ. ①邓… Ⅲ. ①胃肠病－防治 Ⅳ. ①R57

中国版本图书馆 CIP 数据核字(2017)第 165450 号

从胃肠病谈养生

主　　编：邓　沂
出版发行：人民卫生出版社（中继线 010-59780011）
地　　址：北京市朝阳区潘家园南里 19 号
邮　　编：100021
E - mail：pmph @ pmph.com
购书热线：010-59787592　010-59787584　010-65264830
印　　刷：三河市尚艺印装有限公司
经　　销：新华书店
开　　本：710 × 1000　1/16　印张：14
字　　数：215 千字
版　　次：2017 年 8 月第 1 版　2017 年 8 月第 1 版第 1 次印刷
标准书号：ISBN 978-7-117-24730-6/R · 24731
定　　价：29.00 元
打击盗版举报电话：010-59787491　E-mail：WQ @ pmph.com
（凡属印装质量问题请与本社市场营销中心联系退换）

从胃肠病谈养生

主　编　邓　沂
副主编　朱向东
编　委　邓　沂　朱向东　胡军平　汪荣斌　文　雯

前言

胃肠病包括急性胃炎、慢性胃炎、消化性溃疡、急性肠炎、慢性肠炎等诸多消化系统病症，老百姓习称“胃病”。俗语有“十人九胃病”的说法。据世界卫生组织（WHO）统计，中国有1.2亿胃肠病患者，其中消化性溃疡发病率为10%，慢性胃炎发病率为30%，是当之无愧的“胃病大国”。胃肠病尤其是慢性胃炎、消化性溃疡、慢性肠炎对健康的影响持久而广泛，如果长期得不到有效治疗或久治不愈，则会引起胃肠黏膜糜烂、溃疡、穿孔甚至癌变。同时，作为常见病、多发病，胃肠病不仅本身使患病者承受身体上的痛苦，而且还会减少甚至阻断营养的吸收，减慢或阻滞毒素的排出，致使人体免疫力下降，引起贫血、糖尿病、肝胆疾病、性功能减退、心脑血管病等严重的并发症，可谓“胃肠一病，百病由生”。

常言道:“人吃五谷杂粮，咋能不生病？”由于生活、饮食常不规律、不科学，加上普遍快节奏的生活方式以及强大的各种压力，现在大部分人的胃肠都处于亚健康状态，教师、白领、司机、记者、学者、企业家以及学生和老年人等人群更是与胃肠病很“投缘”。

胃肠病的发病率很高，胃肠病对健康的影响很大，胃肠病的养生保健很重要。如何不得胃肠病？得了胃肠病应怎样调理？如何通过科学、系统、方便、有效的养生保健方法，使我们能够健康快乐地生活？这些是包括胃肠病患者在内的所有希望健康长寿的人们所关心的问题。为此，我们组织编写了《从胃肠病谈养生》一书，以满足社会大众对养生保健的需求。

本书共分五篇："开篇——从胃肠病谈养生"，提出胃肠病养生保健的价值；"寻觅篇——科学认识胃肠病"，解说胃肠病的基础知识；"探求篇——胃肠病原因探析"，解析胃与肠道的功能与关系、胃肠病发生的常见原因；"揭秘篇——胃肠病自我诊断"，介绍胃肠病的不适表现、特异症状、中医辨证、西医检查以及自我诊断；"养胃篇——胃肠病养生保健"，通过"六大原则""五个大法"，阐述胃肠病养生保健的方法措施。

本书资料丰富、权威，诊疗、保健方法翔实、易行，语言表述平实、可读性强，从科学认识胃肠病入手，帮读者寻找引起胃肠病的各种原因，学习自己进行胃肠病的初步诊断与分型，掌握实用的中医养生保健方法。

由于作者水平有限，本书错误、遗漏之处在所难免，欢迎读者提出宝贵的意见和建议，以便今后进一步修订提高。

编写组

2017年5月

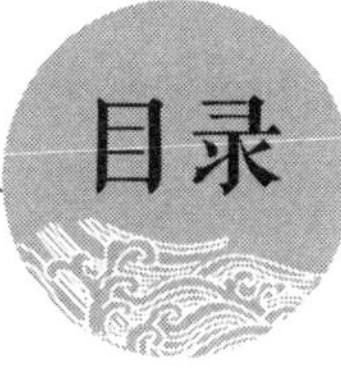

目录

揭秘篇——胃肠病自我诊断

养胃篇——胃肠病养生保健

开篇

从胃肠病谈养生

许多朋友都可能出现过因不注意饮食而发生恶心、呕吐、胃痛、胃胀，甚至发热或伴有腹泻的疾病，医生说这是急性胃炎。

有研究显示，我国慢性胃炎发病率高达60%以上，其中萎缩性胃炎约占20%，而1%～3%的慢性萎缩性胃炎可转变成胃癌。

临床研究表明，心理社会因素与消化性溃疡的发病有直接的关系，溃疡病属于典型的心身疾病。那些性格内向、顺从依赖、过分自我克制、压抑、易紧张、情绪不稳、内心矛盾重重的人，在遇到压力时很难排解不良情绪，而是更多地依靠吸烟、喝酒来缓解紧张，这就更容易发生溃疡病。

1. 胃肠病其实离我们很近

胃肠病包括急性胃炎、慢性胃炎、消化性溃疡、急性肠炎、慢性肠炎等病症，老百姓俗称“胃病”。

俗语有“十人九胃病”的说法。据世界卫生组织（WHO）统计，全球每年死于胃肠疾病的人数在6000万以上，仅因感染胃炎死亡的人数就达1000万以上。中国就有1.2亿胃肠病患者，其中消化性溃疡发病率为10%，慢性胃炎发病率为30%，是当之无愧的“胃病大国”。

2. 胃肠病对健康影响很大

胃肠病作为常见病、多发病，对健康的危害与影响非常严重而且广泛。

慢性胃炎、消化性溃疡、慢性结肠炎等胃肠病长期得不到有效治疗或久治不愈，会引起胃肠黏膜糜烂、溃疡、穿孔甚至癌变。

胃肠病不仅其本身会给人带来痛苦，而且会减少甚至阻断营养的摄入，减慢或阻滞毒素的排出，致使人体免疫力下降，引起贫血、糖尿病、肝胆疾病、性功能减退、心脑血管病等严重的并发症，可谓“胃肠一病，百病由生”。

3. 胃肠病养生保健很重要

胃肠病的发生和加重与我们的生活方式，如饮食、睡眠、精神、体力活动等密切相关，而且发病率高，病情容易反复，治疗也比较棘手。所以，如何不得胃肠病，或得了胃肠病怎样控制其症状，能够健康快乐地度过一生，是包括胃肠病患者在内的所有希望健康长寿的人们所关心的问题。

中华民族养生文化源远流长、博大精深，既有系统的理论，又有丰富的方法，如能从中汲取营养，加以实践，必将为千百万胃肠病患者揭开迷雾，找寻到一条健康之路。

本书从科学认识胃肠病入手，帮您找寻引起胃肠病的原因，教您如何自己初步诊断胃肠病，并为您制订科学而详细、实用而简单易学的养生保健方案，科学、详细、系统地介绍胃肠病患者在生活上要注意的各个方面，力求去粗求精、去繁求简、实用方便、作用显著，是胃肠病患者和亚健康人士案头枕边必备的养生保健书籍。

寻觅篇

科学认识胃肠病

一、胃肠病就在我们身边

（一）胃肠病的ABC

“人吃五谷杂粮，咋能不生病”，几乎每个人都有可能得胃肠病，受到胃肠病的影响和困扰。例如，“我的胃肠不好，有时候胃痛，有的时候拉稀”，“最近感觉食欲不好”，或者“经常肚子胀、拉不出大便”。这些都是胃肠病的症状。

那么，胃肠病到底是咋回事呢？

1．西医和中医对胃肠病的认识

（1）**西医对胃肠病的认识**：西医认为，胃肠病主要包括胃病和肠炎两类。

1）**胃病**：所谓“胃病”，其实是一种俗称，主要包括急性胃炎、慢性胃炎、胃溃疡及十二指肠溃疡等病症。慢性胃炎根据胃镜表现又分为浅表性胃炎、糜烂性胃炎与萎缩性胃炎。

胃炎发生时，胃黏膜主要出现水肿、充血、糜烂或者胃黏膜萎缩变薄等改变。胃炎的主要表现是胃痛、胃胀、泛酸、打嗝、恶心和食欲减退。

溃疡，简单地说就是胃肠黏膜有缺损性的病变。严重的溃疡缺损面积很大，甚至是多个缺损并存。胃、肠溃疡患者的表现主要是疼痛，而且是空腹时疼得更厉害。这是因为空腹时胃酸大量分泌，对缺损的胃肠黏膜造成持续刺激，从而产生剧烈疼痛。

2）**肠炎**：肠炎是肠黏膜的急性或慢性炎症。

肠炎不是一种独立性疾病，而是广泛地涉及胃和结肠。因此，所谓的肠炎，实际上是胃炎、小肠炎和结肠炎的统称。

肠炎按病程长短不同，分为急性和慢性两类，一般病程在2个月以上者称为慢性肠炎。

肠炎的临床表现有恶心、呕吐、腹痛、腹泻、稀水便或黏液脓血便。部分肠炎由感染病菌引起，称感染性腹泻，常伴有发热及里急后重的表现。

（2）**中医对胃肠病的认识**：中医认为，胃肠病属于脾胃功能失调，主要包括胃痛、泄泻两类。

1）**胃痛**：中医对胃常称为胃脘，故胃痛亦称“胃脘痛”，俗称“心口痛”，是指以上腹胃脘部近心窝处疼痛为主要表现的病证。

胃痛的病因病机可归纳为3点：①郁怒伤肝，肝气犯胃：情志不舒，忧思恼怒，可致肝郁气滞，横逆犯胃，气滞血瘀，引起胃脘疼痛。②饮食不节，损伤脾胃：暴饮暴食，饥饱无常，或过食生冷、辛辣食物，损伤脾胃，致使寒凝气滞或湿热阻滞，引起胃脘疼痛。③先天不足，脾胃虚弱：先天脾胃虚弱，或劳倦内伤，或久病不愈，或用药不当，皆可损伤脾胃，如脾胃虚寒则会引起虚寒胃痛。

西医所说的急性胃炎、慢性胃炎、消化性溃疡、胃癌、胃神经官能症等如果表现为以上腹部疼痛为主者，可参考中医的胃痛、胃脘痛等病证治疗。

胃痛和心绞痛症状不同

胃痛：一般在上腹部胃脘近心口窝处，即胸骨下端、剑突周围疼痛，俗称“心口痛”，不会有胸闷、心悸的症状，见于胃病。

心绞痛：在胸部偏左靠近心脏的部位疼痛，一般称胸痛，常有胸闷、心悸、气短的兼症表现，见于冠心病。

2）**泄泻**：俗称“拉肚子”，是以排大便的次数明显超过平时的习惯次数，大便的水分增加，大便变稀或不成形，或排出不消化的食物等为特点的一种病证。

泄泻的发生可概括为4种原因：一是饮食失节，二是感受病邪，三是脾肾虚损，四是情志失调。急性泄泻，常因饮食不节、过食生冷，或食用不洁之物，损伤脾胃引起；或感受寒湿、暑湿病邪，脾受湿困所致。慢性泄泻，多由脾胃虚弱，或久病迁延，或劳倦内伤，脾胃受损引起；或情志失调、肝失疏泄、损害脾胃，或肾阳亏虚、命门火衰、脾失温煦所致。

泄泻与西医所说腹泻的含义相近。西医所说的急性肠炎、慢性肠炎以及秋季腹泻、痢疾、肠结核、阿米巴痢疾、过敏性肠炎、放射性直肠炎、溃疡性结肠炎、肠道易激综合征等，均可参考中医的泄泻治疗。

2. 消化系统由哪些器官组成

消化系统由空腔脏器、实质性脏器两部分组成，其中，口腔、食管、胃、小肠、大肠和胆囊是空腔脏器，而肝和胰为实质性脏器。

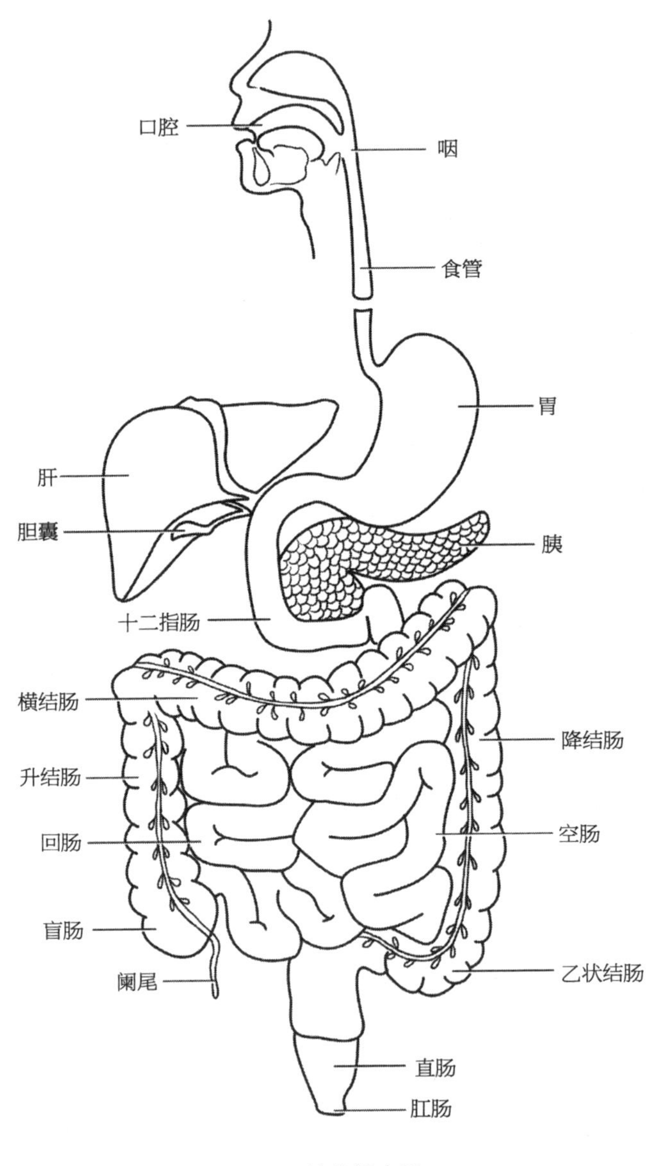

消化器官图

（1）**口腔**：由两唇、两颊、硬腭、软腭等构成，口腔内有牙、舌、唾液腺等器官。牙能够咬切、咀嚼食物，舌能够辨别食物滋味、帮助咀嚼食物，唾液腺能够分泌唾液以帮助消化食物。

（2）**食管**：上连咽下接胃，长25～30cm。食管肌肉节律性地收缩（即蠕动），能使进入食管的食物迅速输送到胃。

（3）**胃**：上接食管下连小肠，形状像口袋。胃的主要功能是受纳食物，通过胃的运动将食物与胃分泌的胃液混合、搅拌、磨碎为半液体状的食糜，逐步、分批排入小肠。

（4）**小肠**：上接胃下至大肠，是具有复杂功能的消化器官。小肠主要完成食物的消化与吸收，并将食物的残渣输送至大肠。

（5）**大肠**：大肠与小肠连接。大肠的主要功能是吸收水分，能形成和排出粪便。

（6）**肝**：肝位于右上腹部，是人体最大的“化工厂”。肝要把从小肠吸收的大部分物质转化为身体可用的物质。

（7）**胆囊**：胆囊在肝右叶的下前方，与胆管相连，是储存胆汁的囊状器官。胆囊所藏的胆汁通过胆管排入十二指肠，能促进脂肪的消化与吸收。

（8）**胰**：胰隐居在腹膜后，位于胃的后方。胰主要分泌各种消化酶，对消化过程，尤其是脂肪的消化起重要的作用。

区分上、下消化道有助于疾病的诊断和治疗

消化道常区分为上消化道与下消化道两部分：上消化道指食管、胃、十二指肠、胆道，也包括胃空肠吻合手术后的部分空肠。下消化道指空肠、回肠、结肠、直肠。区分上、下消化道有助于疾病的诊断和治疗。

例如，呕血多由于上消化道器官出血，最常见的是消化性溃疡和门脉高压症（如肝硬化）引起食管静脉曲张破裂；便血多由于下消化道器官出血，最常见的是痔疮、肛裂、结肠息肉与大肠癌。黑便或柏油样大便常见于上消化道出血（上消化道大量出血时血色亦可是鲜红色）；鲜红色血便常见于下消化道出血。

在医院里，一般来说，上消化道出血由内科诊治，下消化道出血由外科诊治。

3．胃、小肠和大肠的结构

（1）胃：位于腹腔左上方，是消化道最膨大的部分，形状和大小常随其内容物的多少而有所不同。

胃由上至下分为贲门、胃底、胃体、胃窦和幽门5部分。胃有两个口，上口叫贲门，与食管连接；下口叫幽门，与小肠的十二指肠连接。

胃壁组织由里向外分为黏膜层、黏膜下层、肌层和浆膜层4层。黏膜层直接与食物相接触，其表面有黏液，在与食糜接触时起到保护胃黏膜的作用。肌层主要行使胃蠕动的功能。浆膜层表面光滑，能减少胃运动时产生的摩擦。

（2）小肠：是一段长而曲折、具有伸缩功能的官腔脏器。

小肠由上至下分为十二指肠、空肠和回肠三部分，长5～7m。小肠上端的十二指肠与胃的下口幽门连接，下端的回肠与大肠的起始部位盲肠相连。

（3）大肠的结构：大肠全程形似方框，围绕在小肠的空肠、回肠周围。

大肠分为盲肠（包括阑尾）、结肠、直肠三部分，长约1.5m。结肠又分为升结肠、横结肠、降结肠和乙状结肠四部分。大肠上口通过阑门与小肠的回肠相接，下端出口为直肠的肛门。

（二）生活中的胃肠病

1．急性胃炎

急性胃炎是指各种原因引起的急性胃黏膜炎症性病变，一般可分为单纯性、糜烂性、化脓性和腐蚀性4种，其中以急性单纯性胃炎最为常见。

急性单纯性胃炎的病因有五个方面：①细菌感染或细菌毒素污染：

这是最常见的原因，主要是食用被细菌或其毒素污染的食物所致。②病毒感染：有时流感病毒与肠道病毒，如柯萨奇病毒、轮状病毒感染可引起本病。③物理因素：食用过热、过冷、过于粗糙的食物，如过食冷饮、火锅涮菜、煮不烂的牛羊肉、过硬的烙饼等，均会损伤胃黏膜而引起本病。④化学因素：主要是服用一些药物引起胃黏膜损伤引起本病，如服用阿司匹林、吲哚美辛、芬必得等。⑤刺激性食物：如经常饮用或食用浓茶、咖啡、烈酒、辛辣食物等而引起本病。

急性胃炎的特点是起病较急，由细菌或其毒素污染食物所致的急性胃炎多于进食后几小时发病，一般不超过24小时，主要表现为恶心呕吐，并有上腹饱胀、疼痛，食欲明显减退，嗳气等症状，常伴有腹泻。症状发作之中可有阵发性腹部绞痛，严重时可出现畏寒、发热、脱水等表现。

急性胃炎的主要症状是上腹痛和呕吐，相当于中医学所说胃脘痛、呕吐等证中的部分病证。

2. 慢性胃炎

慢性胃炎是指由各种原因引起的胃黏膜慢性炎症性病变，可分为浅表性胃炎和萎缩性胃炎两类，而以前者为主。

慢性胃炎主要有3种分类方法：①根据胃镜表现与病理学改变可分为浅表性胃炎、萎缩性胃炎两型。前者炎症仅限于胃黏膜的表层上皮，有糜烂、出血的改变；后者炎症已影响黏膜深处的腺体并引起萎缩，可伴有肠化和增生。②根据病变部位与免疫机制可分为慢性胃窦炎（B型胃炎）、慢性胃体炎（A型胃炎）两型。前者多见，病变以胃窦部为主，壁细胞抗体阴性、血液胃泌素正常，绝大多数为幽门螺杆菌感染；后者少见，病变以胃体部为主，壁细胞抗体阳性、血液胃泌素升高，主要由自身免疫疾病引起。③根据病因可分为胆汁反流性胃炎、药物性胃炎与酒精性胃炎等。

慢性胃炎的病因有5个方面：①急性胃炎的迁延：急性胃炎持久不愈或反复发作演变而来。②刺激性食物和药物：长期进食或服用对胃黏膜有强烈刺激的饮食或药物，如浓茶、咖啡、烈酒、辛辣食物或阿司匹林、吲哚美辛等解热消炎镇痛类药物，或进食粗糙食物与过冷过热饮料反复损伤胃黏膜，或过度吸烟使烟草酸直接作用于胃黏膜。③胆汁反流：各种原因，如胃–空肠吻合术、长期吸烟等致使胆汁反流，而胆汁中含有的胆盐可破坏胃黏膜屏障，使胃液中的氢离子反弥散进入胃黏膜引起炎症。④免疫因素：自身免疫反应可能是某些慢性胃炎的有关病因，细胞免疫反应在萎缩性胃炎的发生上可能有重要意义。⑤感染因素：幽门螺杆菌感染与慢性胃炎的发病有密切关系。

慢性胃炎的临床表现为非特异性上腹饱胀不适、嗳气、食欲减退，或兼无规律性上腹疼痛。在疾病后期，患者可出现疲乏、气短、厌食、身体消瘦、贫血、长期腹泻等全身虚弱的表现。一般需通过胃镜检查及病理活检确诊。此外，萎缩性胃炎，特别是伴有肠化和不典型性增生者，有一定的癌变危险。

慢性胃炎以胃脘饱胀、食后尤甚，或伴嗳气、胃痛、大便不调等兼症为临床特征，属于中医学中痞满、胃痞及胃脘痛等病证的范畴。

幽门螺杆菌

1982年，澳大利亚学者巴里·马歇尔和罗宾·沃伦观察到胃黏膜中有一种叫幽门螺杆菌（HP）的细菌与慢性胃病发病有关，二人因此获得诺贝尔生理学或医学奖。

虽然幽门螺杆菌被发现的时间不长，但世界各国对它的研究非常广泛。现在已经发现幽门螺杆菌肯定是慢性胃炎的致病菌，同时与消化性溃疡和胃癌的发病关系也极为密切。因此预防幽门螺杆菌感染具有积极意义。

幽门螺杆菌常存在于患者和带菌者的唾液、牙垢、粪便、呕吐物中，“人–人”“粪–口”是其主要的传播方式和途径，医院内镜检查亦成为常见的传播途径。

预防幽门螺杆菌感染应注意以下几点：

饮食卫生：餐前便后洗手（特别是进食前必须洗手），不喝生水，不吃生食，吃饭最好施行分餐制，是预防幽门螺杆菌感染的根本措施。

注意医源感染：医院应加强内镜的消毒，需要内镜检查的人应到正规医院检查，避免医源感染。

治疗感染患者：对已检出幽门螺杆菌感染的患者，应采取必要的正规措施加以治疗，并避免与他人密切接触，如深吻（研究证明，幽门螺杆菌感染患者和带菌者与他人接吻，也有传播此病的危险，应加警惕）。

3．消化性溃疡

通俗来说，溃疡就是“烂”了一块。消化性溃疡主要是指发生在胃和十二指肠的慢性溃疡，有时简称溃疡病，为常见、多发的胃病。因本病是由胃液中原本消化食物的胃酸和胃蛋白酶消化胃壁和十二指肠壁的黏膜引起，故称消化性溃疡。

消化性溃疡一般可分为胃溃疡、十二指肠溃疡以及胃溃疡、十二指肠溃疡并存的复合性溃疡。消化性溃疡男性多于女性，十二指肠溃疡比胃溃疡多见。十二指肠溃疡多发于球部，发病以中青年人为主。胃溃疡多发于胃小弯，尤其是角切迹部位，好发于中老年人。多数复合性溃疡是十二指肠溃疡发生在先，胃溃疡发生在后。

消化性溃疡的病因有以下几方面：①胃酸分泌过多：在十二指肠溃疡的发病机制中胃酸分泌过多起重要作用。②幽门螺杆菌感染：是引起消化性溃疡的重要病因。③药物因素：某些解热消炎镇痛药、抗癌药等，如吲哚美辛、保泰松、阿司匹林、肾上腺皮质激素，氟尿嘧啶、氨甲蝶呤等曾被列为致溃疡因素。④应激和心理因素：根据现代的心理–社会–生物医学模式观点，消化性溃疡属于典型的心身疾病范畴。⑤饮食因素：长期过度进食咖啡、浓茶、烈酒、辛辣食物、泡菜等食品，偏食，饮食过快、太烫、太冷，暴饮暴食等不良饮食习惯，均有可能导致本病发生。⑥遗传因素：现已一致认为消化性溃疡的发生具有遗传素质，而且证明胃溃疡和十二指肠溃疡系单独遗传，互不相干。⑦吸烟：可刺激胃酸分泌增加，一般比不吸烟者可增加91.5%，吸烟者的消化性溃疡的发病率显著高于不吸烟者，在相同的有效药物治疗条件下，愈合率前者亦显著低于后者。

消化性溃疡的主要临床表现为反复发作的、具有周期性和节律性特点的上腹痛，可伴有嗳气、泛酸、胃灼热、恶心、呕吐等症状。少数患者上腹痛的症状可能很轻或无症状，或以呕血、便血或胃肠穿孔等并发症为首发症状。并发症有大量出血、胃肠穿孔、幽门梗阻、癌变（主要是部分胃溃疡癌变，十二指肠溃疡少有癌变）等。

消化性溃疡的上腹痛有如下特点：①长期性：溃疡发生后常可自行愈合，但愈合后又好复发，故常有上腹痛长期反复发作的特点。整个病程平均6～7年，有的可长达一二十年，甚至更长。②周期性：上腹痛呈反复周期性发作为本病的特征之一，尤以十二指肠溃疡更为突出。上腹痛发作可持续几天、几周或更长，继以较长时间的缓解。全年都可发作，但以春、秋季节发作者多见。③节律性：溃疡疼痛与饮食之间的关系具有明显的相关性和节律性。在一天中，凌晨3点至早餐的一段时间，胃酸分泌最少，故在此时段内很少发生疼痛。十二指肠溃疡的疼痛常是“空腹痛”或“夜间痛”，即在两餐之间发生，持续不减直至下一餐进食或服制酸药物后缓解；有的患者，尤其是睡前曾进餐者，由于夜间胃酸分泌较多，可发生半夜疼痛。胃溃疡的疼痛多为“饭后痛”，即常在餐后1小时内发生，经1～2小时后逐渐缓解，直至下一餐进食后再次出现上述节律。④疼痛部位：十二指肠溃疡的疼痛多出现于中上腹部，或在脐上方，或在脐上方偏右处；胃溃疡疼痛的位置多在中上腹部，但稍偏高处，或在剑突下和剑突下偏左处。⑤影响因素：疼痛常因精神刺激、过度疲劳、饮食不慎、相关药物、气候变化等因素诱发或加重，可因休息、进食、服制酸药、以手按压疼痛部位、呕吐等减轻或缓解。

消化性溃疡以上腹（中医称胃脘）疼痛、胃灼热、吐酸为临床特征，属于中医学中胃脘痛、肝胃气痛等病证的范围。

4．急性肠炎

急性肠炎是由细菌及病毒等微生物感染所引起的急性肠道炎症性疾病，是常见病、多发病，多发于夏秋季节。临床上，将急性肠炎与急性胃炎同时发病者称为急性胃肠炎。

急性肠炎同急性胃炎类似，一般亦可分为单纯性、糜烂性、化脓性和腐蚀性4种，其中以急性单纯性肠炎最为常见。

急性肠炎的病因有4个方面：①饮食不当：常因暴饮暴食或进食刺激

性、生冷及腐败污染食物等引起。②肠道感染：如吃了被沙门菌属污染的肉或鱼；或吃了有嗜盐菌的蟹、螺等海产品；或吃了被金黄色葡萄球菌污染的剩菜、剩饭等可发生肠炎。轮状病毒等病毒感染亦可引起肠炎。除痢疾、霍乱、伤寒等之外，其他细菌性、病毒性、寄生虫、真菌和原因不明的感染性腹泻均可归入本病的范围。③药物因素：如服用水杨酸制剂、砷、汞及泻药等可引起本病。④全身感染：如伤寒、副伤寒、肝炎及败血症等亦可引起急性肠炎。

急性肠炎的表现主要为腹痛、腹泻、恶心、呕吐、发热等，严重者可有脱水、电解质紊乱、休克等。腹痛以中上腹为多见，严重者可呈阵发性绞痛。腹泻多为深黄色或带绿色伴有恶臭的粪便，水样便也较多，每天数次至数十次不等，大便中很少带有脓血，无里急后重感。

顾名思义，秋季腹泻是指发生在秋冬季特别是秋季的腹泻病。秋季腹泻是一种特殊的急性肠炎，多见于儿童特别是婴幼儿。其表现为腹泻，大便像水或蛋花汤一样，大多没有特殊的腥臭味，每天可达十几次，常伴有高热，并且呕吐也较重。本病与轮状病毒感染有关，是一种自限性疾病，一般西药治疗效果不明显，而中医中药治疗效果较好。多数患儿病程为3～5天，很少超过7天。绝大多数患儿不用药物治疗，只是靠口服补液，也能痊愈，但当严重呕吐、腹泻时，如果补液不及时，会很快出现脱水，其后果比较严重。

急性肠炎以腹痛、腹泻、恶心、呕吐及脱水、休克等为临床特征，属中医学中腹痛、泄泻等病证的范畴。秋季腹泻属于中医学泄泻、湿热泄泻的范畴。

5．慢性肠炎

慢性肠炎泛指肠道各种慢性炎症性疾病，病程多在2个月以上。

慢性肠炎一般分为特异性结肠炎与非特异性结肠炎两类：特异性结肠炎即有明显原因的结肠炎，如痢疾、结肠结核、阿米巴痢疾、过敏性肠炎、放射性直肠炎等。非特异性结肠炎即致病原因不明的结肠炎，如溃疡性结肠炎、肠道易激综合征等。

慢性肠炎的病因有3个方面：①肠道感染：如细菌、霉菌、病毒、原虫等微生物感染。②食物过敏：如过敏性肠炎。③肠道功能失调：如肠道易激综合征等。另外，慢性肠炎亦可由急性肠炎迁延或反复发作而来。

慢性肠炎的临床表现为长期慢性或反复发作的腹痛、腹泻及消化不良等症，重者可有黏液便或水样便。患者大便稀薄并带有黏液，有的甚至带有少量脓血，排便次数增多，每天2～3次或更多。

溃疡性结肠炎又称非特异性溃疡性结肠炎，亦称过敏性肠炎，是临床上最常见的慢性肠炎之一。本病病因未明，目前认为可能与免疫因素、遗传因素、感染因素等因素有关。此外，精神因素可为诱因，亦可为继发症状。临床表现主要是腹泻、腹痛、大便里有黏液或者脓血、肛门下坠，严重者会出现便秘，很多天大便不能通，有时腹泻与便秘交替出现，多反复发作，常伴有乏力、消瘦、失眠、焦虑、头昏、头痛等表现。本病起病多数缓慢（少数起病特别急），病程呈慢性，迁延数年至十余年，常有发作期与缓解期交替或持续性逐渐加重。

肠道易激综合征是临床上最常见的功能性肠道疾病，是一组包括腹痛、腹胀、排便习惯改变和大便性状异常、黏液便等表现的临床综合征，症状持续存在或反复发作，经检查排除引起这些症状的器质性疾病。本病大致有两种类型：①便秘型：伴有较频繁的周期性便秘与正常大便交替、大便经常有白色黏液，疼痛呈绞窄样、阵发性发作或持续性隐痛，排便后可缓解，进食常会促发症状，也可以出现腹胀、恶心、消化不良和胃灼热等症状。②腹泻型：特别是在进食刚开始或结束时出现突发性腹泻，夜间腹泻很少，常有疼痛、腹胀和直肠紧迫感，也可出现大便失禁等情况。

慢性肠炎以腹痛、腹泻、黏液便或脓血便等为临床特征，属中医学中腹痛、泄泻等病证的范畴。溃疡性结肠炎属于中医学肠澼、泄泻、腹痛的范畴；肠道易激综合征属于中医学泄泻、腹痛、便秘的范畴。

心身疾病

心身疾病也称心理生理疾病，是指那些心理–社会因素在疾病的发生和发展中起主导作用的躯体疾病。“身”指身体、生理，也就是说本病表现的是一种生理上的躯体疾病；而“心”指心理与社会因素，是导致本病产生与转归的主要因素是心理与社会因素。例如，消化性溃疡、溃疡性结肠炎、肠道易激综合征与荨麻疹、支气管哮喘、原发性高血压等病症即属心身疾病。

6．慢性胃炎、溃疡病与胃癌

（1）慢性萎缩性胃炎可转变胃癌：对于慢性胃炎中的萎缩性胃炎，胃镜活检病理报告单上常出现“肠上皮化生细胞”的字样，这是指胃黏膜正常细胞消失，而由一种形态很像肠上皮细胞的细胞所代替。大多数萎缩性胃炎患者的胃黏膜中都可存在这种变化，被认为是癌前病变。病理研究发现，约50%胃癌患者的癌细胞的形态及结构类似肠上皮细胞，称为肠型胃癌，通常认为这种胃癌是由肠上皮化生转变而来。因此，萎缩性胃炎可能发展为胃癌。

尽管慢性胃炎与胃癌关系密切，但是据统计，只有1%～3%的慢性萎缩性胃炎转变成胃癌，而且这些患者往往伴有重度肠上皮化生或不典型增生。因此，患了萎缩性胃炎，也不必忧心忡忡，应根据自身的病情及时检查、定期复查。上海交通大学医学院附属仁济医院消化科教授、上海市消化疾病研究所所长房静远说：不伴有肠化和异型增生的萎缩性胃炎患者可1～2年做胃镜和病理检查随访一次；活检有中重度萎缩或伴有肠化的萎缩性胃炎患者最好每年随访1次；伴有轻度异型增生的患者要根据内镜和临床情况缩短至6个月左右随访一次；而重度异型增生患者则需要立即复查并考虑在胃镜下切除局部黏膜甚至手术治疗。

患有萎缩性胃炎的患者应当保持心情舒畅，适当参加体育活动，注意饮食调养，并积极治疗慢性胃炎。据临床观察，经过正确治疗，有20%～30%的慢性萎缩性胃炎可逆转为慢性浅表性胃炎，使预后大大改观。

（2）胃溃疡可发生癌变：消化性溃疡中，胃溃疡癌变概率较高，十二指肠溃疡少有癌变。据报道，5%左右的胃溃疡可能发生癌变，癌变一般发生于溃疡的周围黏膜，这些部位的黏膜在溃疡活动时发生糜烂，经反复破坏和再生的刺激可发生恶变。因此，对于胃溃疡，需积极诊治，以防止癌变。

一般来说，溃疡病、胃溃疡的癌前治疗效果都是非常好的，但患者的配合治疗也是非常重要的。患者只有遵照医嘱，系统、规范用药，定期复查，方能治愈溃疡，阻止溃疡恶化，防范溃疡癌变。

7. 腹泻

胃肠道是正常情况下人体吸收营养物质进入身体的唯一途径，也是排出食物残渣和细菌代谢产物的唯一出路。在身体健康的情况下，每天有大量消化液进入胃肠道，并且大部分水分被重新吸收回体内，从而使粪便形成正常的成形软便。

（1）**腹泻对人体的危害**：腹泻会造成胃肠道分泌的液体大量流失，甚至引起营养物质缺乏，还可以造成体内水分和各种盐分的不平衡。腹泻常引起以下后果：①脱水：严重的腹泻可造成胃肠道水分丢失，再加上腹泻的同时往往伴有恶心、呕吐，不能很好地进食，更加重了身体水分的不足。②低血钾：随着大量水分丢失，身体内的钠、钾离子也会丢失。血中钾不足者可出现乏力、肌肉无力、腹胀、甚至心律不齐等表现。③营养不足：较长期腹泻患者，由于食物消化不全和吸收不足，会引起慢性营养不良，如维生素缺乏。

（2）**腹泻应该高度重视**：对于腹泻，应该高度重视，注意寻找病因，从而有针对性地治疗用药，同时也应注意预防和积极治疗脱水、低血钾、营养不良等情况，增强机体的抵抗力，使身体早日康复。

（三）胃肠病发病现状

1. 慢性胃炎

（1）**慢性胃炎为最常见的胃病**：慢性胃炎为最常见的胃病之一。有调查研究显示，我国慢性胃炎发病率高达60%以上，其中萎缩性胃炎约占20%，1%～3%的慢性萎缩性胃炎可转变成胃癌。慢性胃炎与年龄关系密切，年龄越大，发病率也越高；同时，随着年龄的增长，萎缩性胃炎和肠上皮化生发生率逐渐升高，病变程度越长，范围亦越广。男性发病多于女性。

（2）慢性胃炎与幽门螺杆菌感染：多数研究者认为，幽门螺杆菌感染是引起慢性胃炎的主要原因。国外有研究证实，慢性胃炎患者中幽门螺杆菌的检出率为54%～100%，且大多数＞70%，活动性胃炎患者的幽门螺杆菌的检出率高达90%以上。中华医学会消化病分会幽门螺杆菌菌学组曾经在全国进行了一项涉及全国19个省（自治区、直辖市）、10个城市、39个中心的大规模幽门螺杆菌流行病学调查，结果显示我国幽门螺杆菌感染率为40%～90%，各地幽门螺杆菌感染率存在很大差异，感染率最低的地区是广东（42%），感染率最高的地区是西藏（90%）；感染率与经济状况、居住条件、文化程度、职业以及饮用水等因素有关，经济状况差、居住条件不好、文化程度低者感染率较高，农民、教师、医务工作者的检出率显著高于工人和干部，饮用池塘、沟渠、河水者的检出率显著高于饮用井水或自来水者。河南医科大学消化疾病研究所博士生导师段芳龄教授指出：我国慢性胃炎患者的胃黏膜活检标本的幽门螺杆菌检出率可达60%～80%，慢性活动性胃炎幽门螺杆菌的检出率接近100%。

2．消化性溃疡

（1）十二指肠溃疡与胃溃疡：消化性溃疡有较高的发病率，约有10%的人在其一生中患过此病。临床上，十二指肠溃疡多于胃溃疡，两者之比为3∶1。男性多见，男女之比为5.23∶1～6.5∶1。胃溃疡好发于中老年人，十二指肠溃疡则以中青年人为主。

（2）消化性溃疡与幽门螺杆菌感染：大家早已知道，幽门螺杆菌感染是慢性胃炎最常见的致病原因。近来，幽门螺杆菌在消化性溃疡发病学上的重要作用也已被大家认同。越来越多的研究表明，除解热消炎镇痛药（如吲哚美辛、保泰松、阿司匹林等）所致的溃疡外，其他几乎所有消化性溃疡，尤其是十二指肠球部溃疡均可查到幽门螺杆菌感染的证据。同时，越来越多的临床研究也表明，溃疡病的复发与幽门螺杆菌未根除或再次感染有关。临床研究证实，幽门螺杆菌的感染是包括胃溃疡和十二指肠溃疡在内的消化性溃疡发病和复发的主要原因之一；80%以上的胃溃疡患者、95%～100%的十二指肠溃疡患者都检出幽门螺杆菌阳性；在成功根除幽门螺杆菌后，溃疡病复发率可降到1%～3%。

（3）**消化性溃疡与心身疾病**：大量临床研究表明，心理社会因素与消化性溃疡的发病有直接关系，溃疡病属于典型的心身疾病。那些性格内向、顺从依赖、过分自我克制、压抑、易紧张、情绪不稳、内心矛盾重重的人，在遇到压力时很难排解不良情绪，常依靠吸烟、喝酒来缓解紧张，更容易发生溃疡病。另外，婴儿时期吃奶、吮乳等口部需要未得到满足，儿童期以后就可能产生包括吮指、咬指甲、咬铅笔、抽烟和喜欢嚼口香糖等相关行为，以“补充”口部需要，而过强的未能满足的“口部需要”常会导致溃疡病。

3. 感染性腹泻

感染性腹泻包括痢疾、霍乱、伤寒及其他病原微生物引起的腹泻，是发病率高和流行广泛的传染病。

（1）**发病率高**：感染性腹泻历来以高发病率和广泛流行为特点，在世界各地均有发生，尤以发展中国家为甚。据WHO估计，全世界每年腹泻病例多达30亿～50亿例次，儿童所占比例尤其突出，发达国家成年人平均每年发生腹泻至少1次，发展中国家的发生率更高。2000—2004年在中国、越南、泰国、孟加拉、巴基斯坦和印尼6个国家开展的调查结果表明，人群腹泻病发病率为0.04次/人年，5岁以下儿童为0.254次/人年。2010年，中国人群感染性腹泻标化发病率为71 009.26/10万。中国感染性腹泻的疾病负担主要集中在5岁以下儿童。轮状病毒性肠炎是我国5岁以下儿童感染性腹泻的主要原因，产毒性大肠埃希菌感染是5～69岁和70岁及以上人群感染性腹泻的主要原因。

（2）**流行广泛**：本病是一种世界性流行病，以气温较高的热带、亚热带地区以及卫生条件比较落后的地区发病率为高，常年均有散发，但以夏秋季为高（病毒感染所致者则以秋冬季节为高）。本病无种族、性别的差异，与接触病原菌的机会、卫生习惯和个体抵抗力有关，以散居儿童为多发。

（3）**危害严重**：感染性腹泻影响人们的身体健康，尤其是对儿童的健康危害严重，是导致儿童营养不良、生长发育障碍和成年人劳动力大量损失的因素之一，给社会带来沉重的经济负担，已成为全球，尤其是发展中国家的重要公共卫生问题。WHO指出，全世界每年有500万～1000万因严重腹泻而死亡的病例，平均每天死亡2.5万人；1992—2000年调查结果显示，本病的儿童死亡率尽管从1954—1979年的13.6‰下降到1992—2000年的4.9‰，但每年仍然有250万儿童因本病死亡。《2003年世界卫生报告》披露，发展中国家感染性腹泻导致儿童死亡达156.6万人，占死亡人数的15.2%，居死因的第三位。

4．溃疡性结肠炎

（1）**发病率增加明显：**溃疡性结肠炎在西方国家多见，北欧和北美每年的发病率为2/10万～10/10万。在我国，溃疡性结肠炎的发病率低于国外，但从近几年有逐年增加的趋势，是目前临床上最常见的慢性肠炎之一，这可能与我国经济发展、生活水平不断提高尤其是饮食结构、生活环境和生活方式改变，以及对本病的认识较以前提高、检查手段增多有关。本病在任何年龄均可发病，我国以中年多见，高发年龄为20～50岁，男女比例接近。北京大学第一医院资料显示，21～50岁患者占68.3%，若儿童或老年人发病，一般病情较重。

（2）**发病与生活方式改变、神经精神因素有关：**有报道称，经济越发达、社会地位越高、卫生条件越好的地区，溃疡性结肠炎发病率越高。有研究证实，日本溃疡性结肠炎发病率的增加与生活方式改变，如肉食和奶制品的消耗增多相平行。中国溃疡性结肠炎的增多是否也与肉食和奶制品的消耗增多等生活方式改变相平行，目前尚无研究证实，有专家推测可能也与此有关。另外，本病属于心身疾病之一，其发病、复发与神经精神因素有关。

胃肠病的发病率是非常高的，其在各个年龄段都有可能发生，但从流行主要趋势来看，儿童发病率最高，中青年人由于饮食不规律或饮食没有节制，发病率也非常高，老年人中胃肠病患者比例也是居高不下。

（四）胃肠病的危险因素与易感人群

现代人由于生活、饮食不规律、不科学，加上快节奏的生活以及强大的工作压力，大部分人的胃肠都处于亚健康状态，有一些职业更是与胃肠病很“投缘”。

1. 胃肠病的危险因素

胃肠病，尤其是慢性胃肠病的危险因素主要有以下六方面：

（1）**急性病迁延**：不重视健康，急性胃肠病治疗不恰当、不及时、不彻底，疾病迁延引起慢性胃肠病。

（2）**饮食不规律**：饮食不规律，饥饱无常，常使胃肠功能紊乱、消化液分泌失常；暴饮暴食、进食过快，导致胃肠负担过重，引起胃扩张、消化不良；进食时粗嚼整咽、囫囵吞枣，使食管、胃黏膜受损而引起炎症、溃疡，并产生消化不良；进食过热，会烫伤食管、胃黏膜，引起相应的炎症，长此以往，还会发生恶变；进食过冷，使胃肠黏膜血管收缩而引起功能紊乱、消化液分泌减少，引起胃肠炎，还会加重原有胃肠病的病情。

（3）**多食刺激性食物**：长期或大量进食辛辣刺激性食物，或喝浓茶、喝浓咖啡、大量饮用烈性酒，可刺激食管和胃肠道黏膜，使其充血、水肿、糜烂甚至溃疡，常易引起食管炎、胃炎、溃疡病、慢性肠炎等；进食浓汤，或口味过甜、过咸，使胃酸、胃蛋白酶分泌增加、肠液分泌增多，易发生溃疡病。

（4）**精神压力与情志刺激**：工作节奏快，精神和心理压力大，经常处在情绪低落、忧愁、悲哀、焦虑、气愤等不良情绪中，再加上自身心理承受力不强，不善于放松压力、排解不良情绪，非常容易导致自主神经系统功能紊乱，引起胃肠道黏膜缺血，运动和分泌失常，造成各种胃肠道疾病。这在中医相当于“肝气郁结，郁伤脾胃”。

（5）**乱用药物**：经常自己胡乱吃药，或临床医生处方用药不慎，致使药物损伤胃黏膜、破坏胃肠分泌与运动，引起各种胃肠病。例如，阿司匹林、对乙酰氨基酚、保泰松、吲哚美辛、布洛芬等解热镇痛类药物，可直接破坏、损伤胃黏膜屏障，使胃黏膜抵抗力下降，引起胃酸和胃蛋白酶侵蚀而产生胃炎、消化性溃疡。

（6）**季节气候**：中医学非常重视季节气候、居住环境等因素对人体或疾病的影响。中医理论认为，夏秋季节湿邪流行，泄泻等脾胃病较多；

脾能运化水湿，但也最容易被水湿侵犯，如果湿邪流行、居住环境潮湿，加上平素脾胃功能虚弱，脾胃极易被湿邪所困，导致胃肠病。另外，冬春、秋冬季节更替时期气候多变，易患疾病，经常服用感冒药和抗生素类药物则易损伤胃黏膜、影响胃功能而发生疾病。

（7）**先天禀赋**：许多胃肠病与先天不足、家族遗传、免疫失调，以及个体胃肠道结构或功能异常有关，因此相关人群极易罹患某一些胃肠病。

2. 胃肠病的易感人群

（1）**特定职业人群与胃肠病**：调查显示，教师、白领阶层、司机、记者、学者、交警、私营企业主、环卫工人等是最容易产生胃肠病的八大行业，其从业者患胃肠病的概率要比其他行业从业者高2.3倍。

1）**教师——精神紧张是元凶**：有资料报告，教师的慢性胃炎、胃与十二指肠溃疡、慢性肠炎等胃肠病的患病率相当高。

教师由于备课、处理学生事务等工作关系，往往形成了独立思考的职业习惯。许多中年教师，常在学校独当一面，承担繁重的教学、管理任务，是单位的骨干；而在家中又是家庭的支柱，精神与体力的负担都很重。

中医认为思伤脾，过度思虑会损伤脾胃，影响胃肠功能，引起胃肠病。研究证实，精神长期过度紧张是导致许多胃肠道疾病的重要原因之一。教师易得胃肠病与教师经常思考问题、平时精神紧张有密切的关系。

2）**白领阶层——经常加班得的病**：诸多资料证实，慢性胃炎、消化性溃疡以及溃疡性结肠炎、肠道易激综合征等所致慢性腹泻特别青睐白领人士。

“白领”是人们对从事脑力劳动，不需做大量体力劳动的人员的一种称呼，与“蓝领”相对应。白领多在写字楼、办公室工作，长期处于快节奏的工作之中，面对竞争要不断地拼搏，经常加班、熬夜，精神压力大，身心长期处于疲劳、紧张状态，生活、饮食基本没有规律，往往还有吃零食、夜宵的习惯，因此胃肠病高发。

3）**司机——饮食无节是主因**：上海市出租车行业协会调查显示，上海10万余名出租车司机中，包括胃肠病在内的五大病症高发，其中颈腰椎病（包括肌肉劳损）与胃肠病患者最多（90%）。武汉市公交管理办公室发布的江城万名公交司机健康体检结果显示，胃肠病患病率高达26%。

司机尤其是出租车、公交车司机饮食无节、没有规律，加上长期处于坐姿、胃肠蠕动差，很容易引发慢性胃炎、溃疡病、胃下垂、肠癌等疾病。另外，因为精神高度集中、紧张，体内的激素分泌会改变，加上一些司机为了“提神”，喜欢抽烟，使得胃肠道疾病患病的概率大大提高。

4）**记者——压力巨大整的病：**“中国人胃肠健康大普查”调查包括北京、上海、广州、深圳、合肥、郑州、南京、济南、西安、重庆、天津、武汉、长沙13大城市，76%媒体从业者患有胃肠病。

媒体从业者每天都面临着巨大的工作和精神压力，同时，由于工作时间的特殊性和随意性，经常处于饮食不规律和生活不规律状态，所以也成为胃肠病高发的一大族群。尤其是记者，面对巨大的工作和精神压力，生活、饮食不规律，而且长期关注社会、关注他人生存状态，承受他人的不理解甚至被威胁、被警告，胃肠病患病率极高。

5）**学者——用脑过度是症结：**学者是指专门从事学术研究的人，包括文学家、历史学家、哲学家和科学家等。现代一般认为，具有一定的专业技能和文化水平、能在一定程度上引导社会风潮的人均可称为学者。

学者易得胃肠病与用脑过度、工作和心理压力过大、饮食不规律等原因有关，其中最重要的原因是用脑过度。生活中，我们常会由于心事重重、思虑过度而引起胃胀、食欲不振等消化功能的减退和障碍。脑力劳动者，特别是学者们，每天需要不停地思考问题，因此普遍存在用脑过度、思虑过度的问题。用脑过度即中医的思虑太过。中医认为脾在志为思，思就是思考、思虑，而思虑太过就会伤脾。正常的、适度的思考问题对机体的生理活动并无不良的影响，但在思虑过度、所思不遂等情况下，就能影响机体的正常生理活动，其中最主要的是影响脾胃气的正常运行，出现脾气不升、胃气不降，从而导致胃肠病。其他原因还有工作和心理压力过大，长时间处在神经紧张状态；饮食不规律，不按时吃饭，扰乱了消化系统的正常工作，易使胃肠功能受损。

6）**交警——工作紧张得的病：**据报道，长春在职交警中患胃肠病的人数高达72%。

交通警察由于长期处于紧张的工作状态，工作环境恶劣，既要经受风吹、雨淋、日晒的煎熬，还要忍受噪音和汽车尾气的侵害。工作紧张，精神和心理压力增大，容易导致自主神经系统功能紊乱，引起胃肠道运动和分泌失常；工作环境恶劣，风寒、湿热、暑热与汽车尾气等直接损伤胃肠，因此交警易发生胃肠病。

7）**私营企业主——应酬频繁惹的祸：**十三大城市“中国人胃肠健康大普查”调查报告称，71%私营业主患有胃肠病。

人在江湖走，怎能不应酬，但是经常过量饮酒、暴饮暴食会严重损害胃肠健康，扰乱胃肠正常的消化、吸收功能，破坏胃肠黏膜的完整性，从而导致胃肠病的发生。

8）**环卫工人——起居失常招的病：**据报道，呼和浩特市约69%的环卫工人患有关节、呼吸、消化、五官系统疾病。

环卫工人每天早上工作的时间都很早，白天还要在各街路不断地清扫零散垃圾，一整天都处于流动、不定的工作状态中，所以胃肠病的患病概率很高。生活起居失常、饮食不规律，以及长期在受污染和昼夜温差大的环境下工作是环卫工人胃肠病等消化系统疾病高发的主要原因。

（2）**学生与胃肠病：**许多资料证明，近年来患胃肠病的患病率在各类学生均有增加，且呈低龄化趋势。其中，在学校吃住的学生以及在中、高考冲刺阶段的学生，胃肠病的发病率较高。

学生胃肠病高发主要有吃饭太快、饮食失节和精神紧张、情绪不稳等三方面的原因：

1）**吃饭过快：**主要见于住校生，因在集体食堂用餐，加之学习紧张，有些学生吃饭过快。

首先，吃饭过快，唾液不能大量分泌而影响消化，进而可增加胃内消化负担，引起消化不良、慢性胃炎等病症。其次，暴食强咽容易发生呛噎、呕吐等现象，损害健康，甚至会使食管受伤。再次，情绪紧张，大脑反应失调，引起消化功能紊乱，容易导致胃肠病。另外是唾液不能大量分泌而会降低摄入食物的安全性，因为唾液中的酶可以将一些有毒害的物质进行解毒，但如果吃得太快，唾液就起不到对身体相应的保护作用了。

2）**饮食失节：**由于学生处于生长发育阶段，消化脏器及其功能还比较脆弱，中医称“脏腑娇嫩”“脾胃不足”，因此消化脏器与功能容易因为饮食失节而受到损害。另外，学生自控能力差，加上父母娇惯或住校缺乏父母监护，偏食、过饱过饥、过冷过热、饮食不定时等饮食失节的情况多见。

例如，长时间偏食会引起营养不良和消化不良。遇到好吃的饭菜拼命吃，超过胃的容量，可使胃的收缩性减弱，引起食积、消化不良、胃扩张等疾病；碰到不喜欢吃的饭菜就不吃或不按时吃饭，甚至为了追求苗条身材而盲目控制饮食，胃肠功能则会紊乱而产生营养不良、消化不良和慢性胃炎等病症。饮食不定时，饱一顿、饿一顿，易打乱胃肠消化规律，导致胃肠疾患。饮食过冷，易损伤脾胃，造成胃肠血管收缩、消化腺分泌减少，久之可引起胃肠功能紊乱，或发生营养不良，或发生胃肠炎；经常吃火锅、烧烤，饮食过热者，易损伤咽喉、食管，反复损伤、修复，就会引起咽喉炎、食管炎。

3）**精神紧张、情绪刺激**：有调查研究显示，青少年在胃肠病患者中的比例较前几年有明显升高，并且呈现明显的低龄化趋势。在诸多致病因素中，精神因素所占比例日益突出。

首先是精神紧张：近年来，学生溃疡病患者有所增多，且有上升的趋势；中小学生中肠易激综合征等功能性胃肠病的发病率高于成年人。这与中小学生快节奏、高竞争的学习方式与精神紧张、压力增大有关，如刚刚升学时或中考、高考冲刺前，医院消化内科常有中小学生胃肠病患者就诊的一个小高潮。

其次是不良心理素质：现代家庭长辈对子女过度娇纵、溺爱，形成了青少年自私、任性、娇气、不合群等不良的心理素质。不良的心理可刺激大脑皮质，影响胃酸的分泌，造成胃肠功能紊乱，诱发胃肠病。

再次是情绪刺激：青少年人生经历少，对挫折、失败缺乏心理准备，容易出现悲观、失望等不良情绪。不良情绪长期存在，可通过大脑皮质的作用，导致胃酸分泌紊乱，造成胃肠病。

（3）**老年人与胃肠病**：据WHO统计，在中国有1.2亿胃肠病患者，其中中老年人占70%以上。老年胃肠病的发病率随年龄的增长而增加，年龄越大，发病率越高，特别是50岁以上的中老年人更为多见，如果不及时治疗，长期反复发作，易转化为癌症。有调查资料显示，16～30岁组患胃肠病仅9%，而51～65岁组高达53%，年龄每增长10岁，其发病率平均递增约14%。

老年人胃肠病多发主要与老化改变、长期服药、不良习惯等三方面因素有关：

1）**老化改变**：老年人的身体在组织结构和生理功能方面都会发生老化改变，在消化系统方面表现在消化道，特别是胃的黏膜、平滑肌及腺体出现萎缩，唾液腺、胃肠、胰腺等产生的各种消化酶及胃液等分泌明显减少，胃肠蠕动功能减退，牙龈逐渐萎缩使得牙齿容易松动脱落，因此容易发生胃肠功能紊乱、消化功能不良、慢性胃肠炎症、溃疡病、牙龈炎、便秘等病症。

2）**长期服药**：常言道“是药三分毒”，随着年龄的增长，因病需要长期服用药物的人逐年增加，由此损伤胃肠、诱发胃肠病的比例也与日俱增。譬如，非甾体类抗炎药物即是公认的对胃肠道有毒害的一类药物，如阿司匹林、布洛芬、吲哚美辛等，具有解热、镇痛与抗炎、抗风湿作用。据估计，全世界每天有近3000万人服用本类药物。研究证实，长期应用非甾体类抗炎药物会导致严重的胃肠黏膜损伤，长期用药者中至少有10%～20%的患者会出现消化不良症状，胃溃疡发生率为12%～30%，十二指肠溃疡发生率为2%～19%，有将近35%的溃疡病并发症与应用该类药物有关。

3）**不良习惯**：据研究，有不良饮食习惯者，如偏食辛辣与油炸食物、酗酒无度、嗜烟成癖、饥饱无常、狼吞虎咽等人群常比其他人群易罹患胃肠病。老年人更由于积习难改，多年形成的这些不良习惯，长期作用于人体，使得发生慢性胃肠病的概率大幅上升。

二、胃肠病既要治亦要防

对于胃肠病，不仅要及时、恰当地给予治疗，更要采取积极、主动的措施加以预防。中医学、西医学对胃肠病的处理既有相似之处，又各有侧重，如果运用恰当，效果十分显著；但若运用不当，也会因误治而耽误病情，影响康复，甚至引发其他疾病。

（一）中医治病重在恢复功能

1．中医治疗胃肠病重在恢复功能

很多朋友得了胃肠病经常说：“我的胃肠不行，不能吃得太多。”这句话可有两个意思，一是说得了胃肠病，胃肠黏膜可能有病变；二是说没有器质性病变，但是功能虚弱。中医认为，胃肠功能虚弱的表现形式有多种，如脾胃虚寒、脾胃虚弱、肝胃不和等。

中医治疗胃肠病，不仅考虑要修复胃肠黏膜的病变，同时更关心要着力恢复胃肠的功能，比如要恢复它们的消化能力、吸收能力、排泄能力等。

中医认为，脾主运化，胃主受纳，胃肠在脾的统领下共同负责饮食物的受纳、消化，精微、营养的转输、吸收，糟粕、废料的转运、排泄。如果脾的功能衰退或虚弱，饮食物的消化、吸收及糟粕、废料的转运、排泄等必然受到限制，所以可运用四君子汤、健脾丸等方剂调治，治疗的目标是强壮脾胃的功能，换句话来说，不仅要让患者胃肠舒服，更关键的是要让患者的胃肠功能强大，能吃、能喝、能拉、能尿。

2．中医学的特点及优势

中医学是中国的传统医学。一般认为，中医学的“中”字是为了区别西医学的“西”字。实际上，因为中医学治病有“持中守一而医百病”的说法，“尚中”和“中和”才是中医学“中”的真正含意。

（1）**中医学的特点**：中医学是宏观整体医学，一开始就是综合性、大生态、大生命的医学模式。

中医学的特点是重视整体、重视宏观，侧重于治人。中医学在疾病的认识上突出正气，强调自然、社会环境变化与正气不足对疾病的作用；诊断上重视整体反应，强调医患结合，突出望闻问切四种诊断方法合参，是无创诊断；治疗上注重整体，重视调和，如调和阴阳、调和气血、调和脏腑、补虚泻实等。

中医学治病不是直接杀死致病微生物、消除致病因素，而是用药物或其他适宜技术如针刺、艾灸、推拿按摩、食疗药膳等调节患者身体内部的平衡，从而达到增强机体正气，发挥人体自身力量，修复损伤机体，最终达到治病的目的。

（2）**中医学的优势**

1）**预测疾病**：中医的五运六气学说是运用五运六气的基本原理，解释气候变化的年度时间规律及其对人体发病的影响，借之预测未来年份疾病的发生与性质。

2）**养生保健**：中医讲究“上医医未病之病，中医医欲病之病，下医医已病之病”，不仅是防病于未然，更是养生保健，增进健康，使人不得病或少生病，延年益寿或无疾而终。养生保健的常用方法有精神调摄、形体调摄、饮食调摄、起居调摄以及包括药物、针灸、推拿、气功等内容的其他调摄。

3）**擅长治疗慢性病、老年病、多因素疾病**：中医对治疗老年病、慢性病、疑难病，多系统、多器官、多组织的综合病变，精神神经、内分泌、免疫系统疾患、病毒性疾病，以及功能性、原因不明的病证有治疗优势。另外，在治疗心因性疾病、心身疾病与男性病、妇科病方面也有较大优势。

4）**非药物疗法可以养生保健、治疗疾病**：中医不仅有中药，还有独特的针灸、拔罐、刮痧、推拿按摩、气功导引等非药物疗法，以及以药膳为代表的日常食物疗法，可广泛地运用于养生保健、治疗疾病之中。尤其是普通百姓也可在医生指导下用非药物疗法进行自我治疗和养生保健。

5）**简便廉验**：“简”是化繁为简，中医只需大夫望、闻、问、切即可确定病情，辨证论治；“便”是就地取材与所施手法方便；“廉”是中医治疗费用少；“验”是中医疗效好。

（二）西医治病重在消除症状

1．西医治疗胃肠病重在消除症状

西医治疗胃肠病的主要原则是对症治疗，即胃酸多，就控制胃酸，胃痛就止痛，胃胀就消胀，如斯达舒、奥美拉唑等药物主要是控制质子泵而达到抑制胃酸分泌的作用，但这类药物只是治标，不是治本，因此有可能复发。

2. 西医学的特点及优势

（1）**西医学的特点**：西医学是微观分析医学，主要采用生物医学模式，并向生物–心理–社会医学模式转变。

西医学的特点是重视具体、重视微观，侧重于治病。西医学在疾病的认识上认为，微生物的侵袭是导致疾病发生的重要因素，强调人体形态结构的改变；诊断上重视局部改变，强调实验室等指标变化，突出机器的作用，有时是有创诊断；治疗上强调对抗、对症，如抗菌、消炎、解热、镇痛等。

西医学治病的目的是用药物或其他方法直接杀死致病微生物、消除致病因素。

（2）**西医学的优势**

1）**诊断先进、准确**：西医学诊断方法先进，比较准确、客观，尤其是先进的医学影像设备、血液生化分析设备等，让西医的诊断如虎添翼。

2）**接种疫苗、预防疾病**：西医对部分感染、传染性疾病有疫苗预防方法，通过接种疫苗战胜了一大批恶性疾病，如乙肝疫苗预防乙肝效果就很好。

3）**抢救重危症有优势**：西医在抢救重危症方面有作用比较强、比较快的优势，对单系统、单器官、单组织的单一病变及器质性、原因确定的病症疗效确定。

4）**有先进的手术疗法**：西医有先进的手术治疗方法，对部分重危症、器质性病症以及创伤性疾病作用速效。

（三）胃肠病为万病发病元凶

胃肠是人体的重要器官，进入人体的食物都要经过胃肠的消化、吸收和排泄。中医讲脾胃运化功能强健，西医说胃肠功能正常运转，是保证人体健康的最基本需要。

胃肠一旦出现问题，消化不良、胃胀胃痛、腹胀腹痛、便秘、腹泻等不适或胃炎、肠炎等各种病症就会接踵而至。如果胃肠病长期得不到有效治疗或久治不愈，一则气血营养产生匮乏，不仅身体虚弱、体质下降，而且脾胃虚衰、多病缠身；二则疾病有可能恶化、癌变。因此，养生专家指出“胃肠病为万病发病元凶”。

1．身体虚弱，体质下降

胃肠道是人体消化系统的重要器官，是生命机体从自然界获取气血营养的重要场所。人体90%以上的营养物质由肠胃吸收，90%以上的毒素由肠道排出体外。

俗话说“民以食为天”，人体各器官的正常活动一刻也离不开胃肠所产生的气血营养的支持。作为消化道主体的胃肠健康与否，直接关系到人体各器官、各系统功能的正常与否以及生命是否安危。胃肠功能正常即为各个器官提供了必要的物质基础，从这个意义上讲胃肠应是人体各个器官之首。胃肠好则各个器官都好，生命活动也健旺；反过来，胃肠病则人体各个器官就会因得不到足够的营养而功能低下，生命活动也会虚衰，身体就会虚弱。

《黄帝内经·素问·玉机真脏论》说：“五脏皆禀气（水谷营养）于胃，胃者五脏之本也。”“胃者五脏之本”是指胃为维持五脏功能活动的根本。胃主受纳，腐熟水谷，为“水谷气血之海”，能够将饮食水谷初步消化，下传小肠，并将水谷精微、气血营养通过脾脏的转输，布散全身，以充养五脏，使之发挥正常功能。明代名医张介宾在《类经》中指出：“凡平人之常，受气于谷，谷入于胃，五脏六腑皆以受气，故胃为脏腑之本。”假如胃肠有病，则会影响胃肠的消化与吸收，水谷精微、气血营养就会产生不足，就有可能出现精神萎靡、身体消瘦，机体抵抗能力、调节能力、康复能力、适应能力等也会下降。

《黄帝内经》

《黄帝内经》（简称《内经》）分《素问》和《灵枢》两部分，是我国现存最早的一部医学典籍。后世尊为“医家之宗”、“养生宝典”。

由于《内经》是以黄帝问、岐伯答的体例编写，为医家之宗，因此中医又称为“岐黄之术”。

2. 脾胃虚衰，多病缠身

金代名医李东垣在《脾胃论》中明确提出“内伤脾胃，百病由生”的观点。脾胃主受纳饮食水谷以化生气血，并输布分配至全身，灌溉营养五脏六腑、四肢百骸。脾胃位居脏腑之中，为人体脏腑气血产生之源、气机（功能活动）升降之枢，在生命活动中占有极为重要的地位。

如果胃肠病久病迁延，或长期饮食失节、劳倦过度、七情内伤，均可致使脾胃虚衰。脾胃虚衰，则可导致脏腑气机升降失常、功能失调，变生消化吸收不良、胃肠功能紊乱、胃肠炎症、低血压、贫血等各种病症；脾胃虚衰会引起气血营养化源匮乏，内不能滋养五脏六腑，外不能濡养四肢百骸，有可能发生食欲不振、消化不良、精神萎靡、身体消瘦、面容憔悴等各种虚证，而正不胜邪，机体抵抗、适应能力低下，不仅容易发生各种感染性疾病，而且还会滋生各种变证。

慢性胃肠病是一组常见的消化道疾病，主要包括慢性胃炎、胆汁反流性胃炎、胃溃疡、十二指肠溃疡、功能性消化不良、肠易激综合征、慢性结肠炎和溃疡性结肠炎等，中医认为它们属于胃脘痛、胃痞、嘈杂和泄泻等范畴，临床研究提示其60%以上属于或伴有中医脾胃虚弱证或脾胃虚寒证。

脾胃虚弱证指脾胃功能不足所引起的相关病理表现，具体又可分为脾气虚、脾阳虚、胃气虚、胃阴虚等证型。脾气虚的症状主要是气短、疲乏、头晕、大便稀软不成形，容易出血、血色较淡，面色失润；脾阳虚的症状主要是胃腹冷痛、食生冷油腻就会腹痛腹泻、大便稀软或水泻；胃气虚的症状主要是胃胀胃痛、呃逆不断、食欲不振、食量减少、饭后胀满；胃阴虚的症状主要是口干口渴、容易饥饿、泛酸或吐酸、胃脘隐痛、口舌生疮、大便干结等。

脾胃虚寒证指脾阳虚衰、阴寒内盛所引起的相关病理表现，多由脾胃虚弱证进一步发展而来，或过食生冷，或先天阳虚体质发展迁延所致。脾胃虚寒证的症状主要是脘腹胀满、食量减少、腹痛喜温喜按、口泛清水、大便不成形、四肢不温或肢体困重，或肢体浮肿、小便不利，或妇女白带量多质稀、小腹下坠、腰腹酸沉。

3．胃肠病症，恶化癌变

胃肠疾病长期得不到治疗，会导致身体功能严重失衡，甚至引发癌变。

人类时时刻刻都需饮食供养，胃肠为“后天之本”，无时无刻不在为人体消化吸收饮食水谷，提供气血营养，任务相当繁重。胃肠本身极易劳损，加上风寒暑湿邪的侵袭，水质污染、农药化肥残留以及滥用化学药品，还有嗜烟酗酒、浓茶香料、辛辣食物、暴饮暴食、饮食过冷过烫等的直接刺激，使胃肠疾病的发病率不断增加；一旦患病，若不重视治疗，或治疗不彻底，致使胃肠病症恶化乃至癌变，将直接影响生活质量、减缩寿命。

（1）**胃癌**：胃癌是我国常见的恶性肿瘤之一，任何年龄均可发生，以50～60岁患者居多。

1）**临床表现**：临床上，70%以上胃癌早期患者毫无症状。中晚期胃癌患者可出现上腹部疼痛，消化道出血（呕血、柏油样便），穿孔引起腹膜炎，幽门梗阻导致吞咽障碍，功能失调引发全身功能衰竭（出现显著消瘦、贫血、精神衰颓等恶病质表现），以及肿瘤扩散转移而引起的相应症状。

2）**病因**：胃癌的病因目前虽然尚未彻底清楚，但从大量调查资料看与下列四方面因素有关：

环境因素：其中最主要的是饮食因素，如摄入过多的食盐或盐分较多的腌制食品、熏烤的鱼与肉（含有较多的3-4苯并芘）、发霉的食物（含有较多的真菌毒素）、用滑石粉加工的大米等。

遗传因素：某些家庭中胃癌发病率较高，胃癌患者亲属的胃癌发病率高于正常人4倍。一些资料表明，胃癌发生于A血型的人较O血型者为多。

癌前病变：所谓癌前病变是指某些具有较强恶变倾向的病变，如不处理，有可能发展为癌症。例如，慢性萎缩性胃炎患者胃黏膜中的“重度肠上皮化生”或“不典型增生”被称为癌前病变，胃溃疡经反复破坏和再生的刺激有可能发生恶变，幽门螺杆菌感染有可能引起胃淋巴瘤和胃癌等。

免疫因素：免疫功能低下的人，胃癌发病率较高。

3）预防

少吃或不吃腌制食物：腌制食物中因为盐分多，会直接损伤胃黏膜，而且其中所含的亚硝酸盐在胃酸和细菌作用下会转变为亚硝胺，更易引起胃癌，所以应少吃或不吃腌制食物。

不吃或少吃熏烤食物：熏鱼、熏肉、烤鸭、烤鸡等熏烤食物中含有大量的致癌物质，如3-4苯并芘、环芳烃、亚硝胺等，应尽量不吃或少吃。

不吃霉变的食物：常见的霉变食物有霉大米、霉玉米、霉花生等。调查发现，吃霉变食物的人比不吃霉变食物的人的胃癌发病率显著增高。霉菌中有些是产毒真菌，是很强的致癌物质，同时某些食物在产毒真菌作用下产生大量的亚硝酸盐和二级胺，进入机体后在一定条件下，胃又可合成亚硝胺类化合物而致癌。因此应不吃霉变的食物。

不吸烟、少饮酒：吸烟与胃癌也有一定的关系。烟雾中含有苯并芘、多环芳香烃、二苯并卡唑等多种致癌或促癌物质，是食管癌和胃癌的病因之一。酒精本身虽不是致癌物质，但烈性酒会刺激胃黏膜，损伤黏膜组织，促进致癌物质的吸收，如果饮酒同时吸烟，其危害性更大。因为酒精可增强细胞膜的通透性，从而加强对烟雾中致癌物质的吸收。为预防胃癌，应不吸烟、少饮酒。

养成良好的饮食习惯：饮食不定时定量、暴饮暴食、进食过快或过烫，对胃黏膜、食管黏膜等均是一个损伤性的刺激，与胃癌、食管癌的发生有一定的关系。所以养成良好的饮食习惯，如进食定时定量、细嚼慢咽、温度适宜等，对预防胃癌等肿瘤有积极作用。

积极治疗癌前病变：积极治疗癌前病变，预防胃癌发生，切勿存在侥幸心理，使疾病蔓延，发生恶果。积极正确治疗胃溃疡，必要时定期进行胃镜复查，如经内科治疗无效，应考虑外科手术治疗。明确诊断为慢性萎缩性胃炎的患者，应积极采用中西医结合治疗，每隔半年左右，在胃镜直视下或用胃脱落细胞检查法复查一次，如怀疑胃癌变应考虑手术治疗。积极、彻底治疗幽门螺杆菌感染所致的胃炎、溃疡病等病症。

（2）**大肠癌**：为结肠癌和直肠癌的总称，是最常见的消化道恶性肿瘤之一，在胃肠道肿瘤中，其发病仅次于胃癌、食管癌，预后为常见消化道肿瘤中最好的。大肠癌的男女发病率之比为1～2：1，40岁以上好发。随着社会经济的发展，居民生活习惯与饮食结构的变化，我国的大肠癌发病率和病死率呈明显上升趋势，并有年轻化趋势。

1）临床表现：大肠癌早期多无明显症状，随着肿瘤的增大和病情的进展，才显露出症状，而临床上已出现症状的患者，其局部病变往往已非常严重，甚至到了晚期。

大肠癌的主要表现为排便习惯和性质的改变，如便秘或腹泻、便血或黏液血便，以及大便变形变细、腹胀腹痛等慢性肠梗阻症状；继而出现显著消瘦、贫血、精神衰颓等恶病质症状，或肿瘤发展、转移出现腹水、黄疸等症状。

2）病因：大肠癌的发病原因尚不清楚，但一般认为与下列四方面因素有关：

环境因素：经研究证明，在各种环境因素中，以饮食因素最重要。大肠癌的发病与食物中的“三高一低”有密切关系，即有高蛋白质、高脂肪、高热量、低纤维素饮食习惯的人，大肠癌的发病将大大增加。此外，长期便秘，经常食用熏烤、腌制食物，都可能增加大肠癌的发病。

有研究显示，大肠癌高发国家的居民每天每人食物中的脂肪含量都在120g以上，而发病率较低的国家居民只有20～60g。动物实验也证实，喂高脂肪饲料动物大肠癌的诱发率是低脂肪饲料动物2～4倍。膳食中纤维素含量高者大肠癌发病率明显低于少含纤维素食物者。美国科学家埃里克雅各布斯博士和埃米莉·怀特博士在《流行病学》月刊上报告：“有便秘者的结肠癌发病率是正常人的4倍多。”

遗传因素：研究证明，大肠癌者患者的直系亲属患大肠癌的风险较高。有些大肠腺瘤，如多发性家庭性腺瘤病，是一种常染色体显性遗传性疾病，家族中患病率可达50%，如不治疗，10岁以后均有患大肠癌的可能。最近，有学者对肿瘤抑制基因与大肠癌发生关系进行研究发现，大肠癌的易感性与发病机制均与遗传因素有关。

大肠腺瘤：根据各地的尸检材料研究发现，大肠腺瘤的发病情况与大肠癌颇为一致。有人统计，具有单个腺瘤的患者其大肠癌的发生率比无腺瘤者高5倍，而多个腺瘤者又比单个腺瘤患者高1倍。

肠道慢性炎症：据报道，由于血吸虫病而导致肠道的炎性改变，其中一部分会发生癌变；肠道的其他慢性炎症也有癌变的可能，如溃疡性结肠炎，有3%～5%会发生癌变。

3）预防

改变“三高一低饮食”：高蛋白质、高脂肪、高热量、低纤维素饮食与大肠癌的发生有密切的关系。因此，应该提倡饮食中增加高纤维的水果（如梨、桃、苹果等）、绿叶蔬菜（如洋白菜、青菜、芹菜等）、粗制碳水化合物（如玉米等）的比例，减少脂肪、动物蛋白及精制碳水化物的比例。这样，一方面可减少肠内中性固醇及胆酸浓度，减少肠内细菌降解的致癌物质或协同致癌物质；另一方面，因大便量增加，加快排泄速度，使上述致癌物质或协同致癌物质与结肠黏膜接触时间缩短，从而减少大肠癌的发病率。

少吃或不吃腌制、熏烤食品：有人认为，亚硝胺类化合物中的致癌物质不仅是食管癌和胃癌的重要病因，也可能是大肠癌的致病因素之一。为了减少体内亚硝胺的产生，应少吃或不吃富含亚硝胺类化合物的熏烤、腌制食品。

积极治疗便秘与癌前病变：便秘尤其是长期便秘有可能导致大肠癌，所以未患便秘者应积极预防，要养成定时排便的习惯；少吃肉，多吃富含纤维素的蔬菜和水果；积极参加体育运动，促进肠道蠕动。便秘发生后，不能掉以轻心，应认真对待，明确诊断，积极治疗。

大肠腺瘤被公认为是大肠癌的癌前病变，因此早期治疗大肠腺瘤是预防大肠癌发生的重要措施。临床上，一旦出现大肠腺瘤，应尽早切除。随着内镜治疗技术的发展，大部分大肠腺瘤样息肉不需开腹手术，可经内镜完整地摘除，患者痛苦小、并发症少，费用也较低，可同时切除多枚息肉，并收集切除的样本进行病理组织学检查。

慢性肠道炎症，如血吸虫病性肠炎、溃疡性结肠炎也有癌变的可能。所以早期、彻底治疗这些疾病，对预防大肠癌有积极意义。

（四）胃肠病的养生意义重大

胃肠病发病率高，对健康危害大。一些人不重视胃肠病，缺乏胃肠病防治的知识而延误了病情，造成了严重的后果。所以，做好未病先防，有病早治、病后调养等相关的养生保健，意义重大。

1．未病先防是降低胃肠病发生的关键环节

中医经典著作《黄帝内经》的《素问·四气调神大论》指出："是故圣人不治已病治未病，不治已乱治未乱，此之谓也。夫病已成而后药之，乱已成而后治之，譬犹渴而穿井，斗而铸锥，不亦晚乎！"原文以"渴而穿井""斗而铸锥"为比喻，说明未病先防的重要性，提出"治未病"的战略思想，反映了中医先进的预防保健思想。治未病包括的范围很广，大约有未病先防、病后调养、既病防变和病愈防复四方面的内容。

由于胃肠与我们每天的生活息息相关，胃肠随时要受到饮食等外界因素的刺激，因此一旦得上胃肠病之后，康复有一定的难度，同时临床上对于胃肠病的处理也是"三分治疗，七分保养"。所以，对于胃肠病未病先防和病后调养尤其重要，是降低胃肠病发生的关键环节、减缓胃肠病症状的重要措施。

未病先防是降低胃肠病发生的关键环节，具体应注意以下四方面：

（1）注意饮食调养：包括饮食卫生、饮食适量和饮食平衡三点。

1）饮食卫生

防止饮食不洁：俗话说"病从口入"，饮食不洁会引起多种胃肠道疾病或食物中毒，饮食清洁对于预防胃肠病的发生非常重要。此外，现代研究证实，慢性胃炎、消化性溃疡病等病症发生与幽门螺杆菌感染密切相关，而这种细菌正是通过粪与口、人与人传播而侵入人体的。所以，要吃新鲜的食品，食品要洗净、烧熟了吃，尽量不要在街边摊档吃不卫生的食品。另外，和患有幽门螺杆菌感染疾病的人共同生活时，要注意采取分餐等预防措施，避免通过胃肠道交叉感染。

少吃剩菜剩饭：相对于一些年轻人大手大脚地浪费粮食和菜品，多数老年人会表现出另一种极端，就是剩菜剩饭热了好几遍，放了好几天也舍不得扔。剩菜剩饭放久了或储存不当都会产生有毒物质，许多病菌在冰箱低温环境下照样能繁殖。因此，吃剩菜剩饭容易引起食物中毒和胃肠炎。研究发现，长时间吃重新加热的剩饭，容易引起慢性胃病。所以要尽量少吃或不吃剩菜剩饭。尤其是绿叶剩菜经过长时间盐分的浸泡，硝酸盐会被细菌还原成对人体有害的亚硝酸盐；凉菜最好也当餐吃完，因为凉菜在制作过程中未经加热，很容易感染细菌，若保存不当食用后容易引起食物中毒。剩饭最好不要隔顿，也就是说早上的剩饭中午就吃

完，而中午的剩饭下午吃完。比较新鲜的剩菜剩饭一定要热透后再食用，即需要通过高温破坏细菌和毒素后方可食用。

剩菜剩饭的科学处理

保护胃肠、预防胃肠病，最好不吃或少吃剩菜、剩饭。但是，有些人觉得扔了实在可惜，因此，对于这些一定要保留的剩菜、剩饭，一定要科学处理好。

保存剩菜剩饭，应将剩菜、剩饭松散开，放在通风、阴凉和干净的地方，自然冷却至室温，放入清洁密封的容器后再放进冰箱保存。剩菜剩饭的保存时间以不隔餐为宜，早剩午吃，午剩晚吃，相隔时间尽量缩短在6小时以内。

剩菜剩饭一定要热透后再食用，肉类食物还需要加热更长时间。如果饭菜量较大，需要保存一部分的话，尽量在用餐前就将当餐食物和剩余食物分开，因为食物翻动得越多，其与细菌的混合就越充分，越容易变质、损失营养。

2）饮食适量

饮食自倍，肠胃乃伤：中医学认为“胃为水谷之海”，饮食水谷经过脾胃的作用，就可以变成精微营养物质，提供全身的需要。所以说“人有胃气则生，无胃气则亡”，“得谷则生，绝谷则亡”。饮食水谷在人体的生命活动之中具有非常重要的作用，但是人体对于水谷的受纳、消化、吸收、转运都是有限度的。《素问·痹论》说“饮食自倍，肠胃乃伤”,《素问·生气通天论》说“因而饱食，……肠澼为痔”，意思是说饮食的量太多了，超过了自身的消化能力，就会形成伤害胃肠的因素，造成消化能力的下降，产生胃肠疾病，经常饱食容易引起肠澼（类似于慢性肠炎）与痔疮等胃肠病症。

饮食适量，不可过饱：在生理状况下，胃满则肠虚，肠满则胃虚，胃和肠道保持着流水作业、交替虚实的生理节奏。在胃进食的时候，肠道应该“虚位以待”，保持接待能力。当胃中的食物进入肠道之后，胃则变成空虚状态，进行休整，等待接纳下一批食物。如果超过一定量的限制而暴饮暴食，就会损伤胃肠的消化传导功能，出现各种胃肠病。因此，通过饮食调养保养脾胃、预防胃肠病，要注意饮食适量、不可过饱。例如，小儿保健中就有“要想小儿安，耐得三分饥和寒”的养生箴言；北京中医药大学东直门医院姜良铎教授总结出“少吃、多动、早睡”养生六字诀，并提出：“以年轻人为参考系数，40岁以前可以吃九分饱，40岁以后可以吃八分饱，50岁以后可以吃七分饱，60岁以后可以吃六分饱。”

3）**饮食平衡**：饮食结构合理、寒温适中、五味调和，没有偏嗜，才能使人体获得各种需要的营养，也才能使机体阴阳气血平衡。如果饮食结构失宜或饮食过寒、过热或饮食五味失和，有所偏嗜，既可致使某些营养缺乏，也有可能导致阴阳气血失去平衡，由此引发疾病。

饮食结构合理：膳食平衡，才能获得全面的营养，以满足人体生命活动的需要。人的膳食结构应该谷、菜、畜、果齐全，而且以谷类粮食为主食，蔬菜、畜肉为副食，干鲜果品为补充，调配合理，根据需要，兼而取之，才有益于健康。假如饮食结构失宜，调配不当，有所偏嗜，则会发生营养失衡的病症，同时因食味偏嗜，脏腑功能偏胜，有可能导致脏腑功能紊乱的疾病。例如，长期节食或少食肉食，会引起营养不良和消化不良；过食瓜果乳酪，易产生水湿，发生腹胀泄泻；少食蔬菜瓜果，容易大便燥结，发生习惯性便秘或痔疮。

饮食寒温适中：饮食寒温适度，既无太热亦无过凉，才能为脾胃受纳饮食水谷、运化水谷气血提供必要的条件。多食生冷寒凉，可损伤脾胃阳气，造成胃肠血管收缩、消化腺分泌减少，发生腹痛泄泻等病证，久之胃肠功能紊乱，又有可能发生胃肠炎。偏食辛辣燥热，既可直接损伤咽喉、食管，也可致使胃肠积热，出现咽喉疼痛、食管灼痛、胃腹胀痛，甚至引起便秘、痔疮。

饮食五味调和：人的精神气血，都由饮食五味滋生。五味与五脏，各有其亲和性，如酸入肝、苦入心、甘入脾、辛入肺、咸入肾。如果长期嗜好某种食味，可使该脏功能偏盛，久之可以按五脏之间相互制约的“相克”关系传变，损伤他脏而发生疾病。例如，多食咸味食物，会使血脉凝滞，面色失去光泽；多食苦味食物，会使皮肤干燥而毫毛脱落；多食辛味食物，会使筋脉拘急而爪甲枯槁；多食酸味的食物，会使皮肉坚厚皱缩，口唇干薄而掀起；多食甘味食物，则骨骼疼痛而头发脱落。此外，嗜好太过，可致营养不全，缺乏某些必要的营养，而殃及脏腑为病。所以，饮食五味应当适宜，平时饮食不要偏嗜，病时应注意饮食宜忌，饮食与病变相宜，有辅助治疗、促进疾病好转的作用，反之，疾病就会加重。只有“谨和五味”才能“长有天命”。

（2）**戒除不良嗜好**：包括戒酒限酒、戒烟、少食冷饮和合理饮茶四点：

1）**戒酒、限酒**：喝酒直接损害消化系统。酒精能刺激食管和胃黏膜，引起消化道黏膜充血、水肿，导致食管炎、胃炎、胃溃疡等，甚至引起胃出血。啤酒中的二氧化碳会增加胃内的pH值，加剧溃疡的损伤。另外，过量饮酒也是导致消化系统癌变的影响因素之一。WHO早就明确指出，食管癌和肝癌可由酒精引起。有研究数据表明，在食管癌患者中，过量饮酒者占60%，而不饮酒者仅占2%；乙型肝炎患者如果过量饮酒，则肝癌发生率将会增加。

中医认为，酒味辛性热，主行药势、散百邪、通血脉、厚肠胃、消忧愁，少饮有益。现代认为，酒有一定的延缓衰老、防治动脉硬化、治疗冠心病、防止血栓形成的作用，适量饮酒是一种保健方法。当身体健康时，宜限酒，可饮少量的酒；当患胃肠病时，则必须戒除饮酒。

2）**戒烟**：吸烟会增加胃病的发病率。有研究发现，吸烟者溃疡病的发病率是非吸烟者的2～4倍；每天吸烟20支以上者40%可发生胃黏膜炎症。吸烟还会降低胃病的治愈率、增加胃病的复发率。国内研究资料显示，应用相同药物治疗消化性溃疡，吸烟组治愈率为58.2%、复发率为33.3%，不吸烟组治愈率为78.4%、复发率为12.5%，两组差异明显。

吸烟可使胃与小肠接口处的幽门括约肌松弛、胆囊收缩，致使碱性的胆汁、肠液容易返流入胃，以致破坏胃黏膜；还可抑制保护胃黏膜的前列腺素合成，引起胃黏膜下血管收缩、痉挛，从而致使胃黏膜的保护因素减弱，导致慢性胃炎、溃疡病等胃病。此外，国内外研究均证实，吸烟是胃癌的重要危险因素之一。例如，瑞典卡罗琳斯卡大学医院的研究证实，吸烟使胃癌发病的相对风险增加1倍，而既吸烟又喝酒的人群胃癌发病相对风险增加5倍。香烟中含有苯并芘、多环芳香烃等多种致癌物，酒精本身并不致癌，但是可损伤胃黏膜组织、增强细胞膜的通透性，从而增强香烟致癌物的吸收。因此，胃病患者必须戒烟。

嗜烟者常说："饭后一支烟，赛过活神仙"。实际上，饭后吸一支烟，比平常吸十支的毒害还大。因为饭后人体热量大增，这时吸烟会使蛋白质和重碳酸盐的基础分泌受到抑制，妨碍食物消化，影响营养吸收，同时给胃及十二指肠造成直接损害，使胃肠功能紊乱，胆汁分泌增加，容易引起腹部疼痛等症状。而且身体在对食物积极消化、吸收的同时，对香烟烟雾的吸收能力也增强，吸进的有害物质也增加。所以，一定要摒弃饭后吸烟的恶习。

3）**少食冷饮**：一般来讲，胃肠病患者及儿童、老年人不宜多吃冷饮。胃肠病患者消化减退，儿童消化功能较弱，老年人消化功能虚衰，吃冷饮后容易刺激消化道黏膜，影响消化功能，加重病情或诱发胃肠病。

另外，饭后不宜马上食冷饮。因为饭后人体血液大多集中在胃等消化器官，如果饭后马上食冷饮，可使胃部扩张的血管收缩，减少血流量，妨碍正常的消化过程。冷饮的刺激也使胃肠道蠕动加快，影响人体对营养成分的吸收。同时，冷饮还会稀释胃液，影响消化。

4）**合理饮茶**：中国人都喜欢喝茶，但饮茶要有度，而且还要掌握茶性。

茶是好东西，但不能当水喝，一定要适度。200ml的杯子，一天两三杯足够了。空腹饮茶，尤其是浓茶，对胃有刺激作用，饭后立即饮茶又会冲淡胃液，都不利于消化，因此饮茶以饭后半小时最佳。

空腹饮浓茶或素食充饥后饮浓茶，以及不常喝茶的人忽然喝了浓茶，都可能物极必反引起醉茶，出现心悸头晕、四肢乏力，甚至站立不稳、走路蹒跚、胃肠不适、感到饥饿等表现。

茶有茶性，龙井茶、碧螺春茶、黄山毛峰茶等绿茶属于凉性茶；青茶即乌龙茶中的铁观音、武夷岩茶等为半发酵茶，属于中性茶；红茶、黑茶、砖茶等为全发酵茶，属于温性茶。有抽烟喝酒习惯，并且是燥热体质、容易上火的人宜喝凉性茶；脾胃虚寒、胃凉怕冷或体质较虚弱的人应喝中性茶或温性茶。绿茶性凉、对肠胃刺激较大，胃炎、溃疡病、肠炎患者都应少喝；红茶、黑茶、砖茶性温，有暖胃散寒、帮助消化的作用，适宜胃肠功能不足、消化不良的人饮用。

（3）放宽心，莫忧愁

1）精神情志与健康和疾病有关：根据WHO 1990年对健康的最新定义，健康不仅是躯体健康，而且是心理健康、良好的社会适应能力和道德健康。

中医学将人的精神与心理活动统称为情志，是在接触和认识客观事物时人体本能的综合反映，具体指喜、怒、忧、思、悲、惊、恐。中医学历来注重情志在养生和疾病中的作用，提出了调节情志的养生方法与"内伤七情"的病因。如《素问·举痛论》记载："怒则气逆，甚则呕血及飧泄，故气上矣；悲则心系急，肺布叶举，而上焦不通，荣卫不散，热气在中，故气消矣；恐则精却，却则上焦闭，闭则气还，还则下焦胀，故气下行矣；惊则心无所依，神无所归，虑无所定，故气乱矣；思则心有所存，神有所归，正气留而不行，故气结矣。"

《素问·上古天真论》指出："恬惔虚无，真气从之，精神内守，病安从来"，说明精神情志上要保持清静安宁，不贪欲妄想，就可以保持情志和调，预防疾病；而长期过激或突然剧烈的精神情志活动，超过了人体调节适应范围，往往就会诱发疾病或加重疾病。现代研究也发现，精神和心理因素导致疾病除了可以直接影响神经系统之外，还可影响人的免疫功能、内分泌功能以及机体的其他功能。人们已经发现，很多疾病，比如溃疡病、高血压病、冠心病、糖尿病、癌症等，与精神情志有一定的关系。

2）调情志有利于胃肠病的防治：如前所述，精神情志与胃肠病关系密切。

中医学认为，精神情志导致胃肠病的机制是情志不遂，郁怒伤肝，肝气郁结，横逆克犯脾胃；或思虑过度，情志郁结，脾胃失于和调，引起胃肠疾病。

现代西医学认为，精神心理因素可影响胃液的分泌，如愤怒常使胃液分泌增加，而抑郁常使胃液分泌减少。火灾、水灾、空袭等意外事故造成的心理影响，往往可引起应激性溃疡，或促发消化性溃疡急性穿孔。精神创伤如丧偶、离婚、事业失败、恐惧等因素，与消化性溃疡的发生也有一定关系。当机体处于高度紧张或应激状态时，可产生一系列的生理、神经内分泌、神经生化、免疫功能和心理行为等方面的改变。过度劳累、情绪紧张、家庭纠纷、生活和工作上的困难，若长期得不到合理解决，出现不良的心理活动，均可干扰高级神经的正常活动，造成脑肠轴紊乱，进而引起胃肠道功能障碍，导致胃肠疾病。

放宽心，莫忧愁，保持良好的精神和心理状态，注意精神情志调节，既可预防像胃肠神经官能症、消化性溃疡等与精神心理因素密切相关的胃肠病，也会对胃肠病的康复起到有益的作用。

（4）**谨防药毒伤胃**

1）**是药三分毒，药毒易伤胃：**凡经口服的药物，必然和胃接触。口服药物中的绝大多数，对胃黏膜无刺激无影响，但少数药物如阿司匹林、对乙酰氨基酚、保泰松、吲哚美辛、布洛芬等解热镇痛类药物，肾上腺皮质激素，以及某些抗癌药氟尿嘧啶、氨甲蝶呤等，则有可能刺激、损伤胃黏膜，引起黏膜充血、水肿、出血、溃疡，出现食欲不振、恶心呕吐、胃部不适和疼痛等消化道症状，或产生胃炎、消化性溃疡，甚至溃疡穿孔引起腹膜炎，进而危及生命。

中药大黄、黄连、板蓝根等味苦性寒，容易伤阳损胃，引起胃脘冷痛、大便稀软或腹泻；干姜、肉桂、炮附子等味辛性热，容易伤阴损胃，引起胃痛、胃脘嘈杂、大便干结；熟地黄、阿胶、何首乌等滋腻难化，容易滞气呆胃，引起食欲不振、脘腹胀满。

2）**合理用药，谨防胃肠疾病：**合理用药，谨防胃肠损伤，可有效预防胃肠病，避免胃肠疾病恶化，帮助胃肠疾病康复。

合理用药，预防胃肠损伤，需注意以下三点：

需在医生指导下用药：患病后，无论发热、感冒，还是胃炎、肠炎等，均应去医院，在有经验的医生检查、诊断后，按处方合理用药。自己乱用药物和多药同吃最易伤胃。

小病不用药或迟用药：初得伤风感冒、病情不重、尚未并发细菌感染，或刚刚发热、体温不超过38℃，不能轻易使用抗生素、退热药。感冒多由病毒引起，用抗生素治疗无效，初得伤风感冒，多无细菌感染，故不宜早用抗生素。发热是人体的一种保护性反应，不能随便扼杀，因此发热而热度不太高者，完全没有必要用退热药。

伤胃药物宜饭后服用：对胃有伤害的药物如解热镇痛类药物以及某些抗癌药物，切忌在饭前空腹服用，宜于饭后半小时服用，以减小药物对胃黏膜的刺激与损害。

小儿感染后脾虚综合征

小儿感染后脾虚综合征是20世纪90年代初，由上海市中医医院儿科孟仲法主任医师首次提出的一种新病症，指儿童尤其是6岁以内的小儿在一次或多次急性感染后不久，产生一组与脾虚、脾胃阳虚相似的表现，持续时间较长，可数月甚至数年之久，发病率较高，对儿童的健康影响很大。

本病的发病是儿童在一次或多次急性感染后不久，由于使用抗生素或清热解毒的中药不当，产生的一组与脾虚、脾胃阳虚证相似或以脾虚证表现为主的症群。因为小儿脾胃娇嫩，易受损害，而清热解毒的中药属味苦性寒之品（抗生素经中医分析也为味苦性寒），所以小儿发生感染性疾病后，过用、滥用味苦性寒的抗生素或清热解毒的中药，损伤脾胃阳气，导致脾胃功能虚弱，即会出现厌食、乏力、排通失常等脾胃功能失调的表现。久之，脾胃功能虚弱，营养产生不足，患儿又会出现身体消瘦，身高、体重落后他人等表现。

为防药毒伤胃，尤其对于脾胃娇嫩的儿童、脾胃虚弱的老人以及胃肠病患者，应特别注意不能滥用、过用、长期使用抗生素或清热解毒的中药。

2. 养生保健是减缓胃肠病症状的重要措施

中医治未病的内容非常广泛，除大家熟悉的“未病先防”外，还有“病后调养”和“病愈防复”等内容。

大家知道，胃肠与我们的生活密切相关，要随时受到饮食等各种外界因素的刺激。所以胃肠病的养生保健不仅要重视未病先防，降低胃肠病的发生；更要重视病后调养，减缓胃肠病的症状，促进胃肠病的康复。

（1）胃肠病患者应高度重视养生保健：现实生活中，当患胃肠病，出现胃痛、泛酸、胃胀、腹泻等临床症状时，绝大多数人都会选择用药物治疗，但容易忽视视病后的养生保健。

胃肠病患者应分析病因并尽快去除，重视调养。比如，饮食没有节制引起的，那饮食就要尽量有节制；喝酒太多引起的，就不要喝酒或少喝酒。

（2）**病后养生保健可减缓胃肠病的症状**：病后的养生保健是胃肠病患者康复模式的一种转变，这种转变不容易，需要医生与患者共同的配合和努力。比如，有的人胃寒疼痛，喝点暖胃散寒的姜汤、红茶、红糖水或者服用中成药良附丸就能有效缓解症状；有的人胃酸、泛酸和大便稀软、腹泻同时存在，如果舌苔厚腻，很有可能是甜食吃得太多所致，从养生保健的角度来讲，只要少吃些甜食就可以缓解症状。再比如，按照中医五味入五脏的理论，甘甜之味入脾，适量吃甜食对脾的功能有好处，但如果过分吃甜食又会影响脾的运化功能，从而导致患者胃酸分泌增多和腹泻，所以少吃甜食就可以减轻泛酸和腹泻的症状。

（3）胃肠病应怎样进行病后养生保健

1）**注意情志调养**：患有胃肠病的朋友，特别是教师、学生、学者、记者等人群，精神压力大，容易受到精神情志刺激，患病后要注意情志调养，放慢工作节奏，自我放松压力，排解不良情绪，保持良好的精神和心理状态，对减轻胃肠病的症状、促进胃肠病的康复有积极的作用。

2）**注意饮食调节**：饮食无规律，既不定时，又不定量，易引起胃肠功能紊乱，导致胃肠病，也使胃肠病难康复。因此，胃肠病患者，尤其是饮食无节的出租车司机、营销人员、办公室加班一族等人群，患病后要特别注意饮食调节，一天三顿饭要定时、定量，避免暴饮暴食、进食过快，晚上尽量不吃、少吃夜宵。

消化功能不好的人，常是吃一点儿就会饱，稍微多吃一些就会胃胀，特别是在晚上多吃的话，还会因为胃部滞胀而影响入睡，吃硬食、纤维多的食物上述症状尤其明显。对此类朋友，建议少吃多餐，如果还没到正餐时间，可以补充一些食物，但不宜过多，但正餐还是要按正常来吃。食物以软、松为主，一些比较有韧性、爽口的食物难消化，不宜多吃。汤最好饭前喝，饭后喝也会增加胃肠负担，引起消化困难。入睡前两三个小时最好不要吃东西，否则容易影响入睡，如果觉得肚子空可以稍稍喝点儿水。

3）**戒除不良嗜好**：胃肠病患者应该戒除烟、酒，咖啡、浓茶、汽水、酸辣等刺激性食物应不喝少喝、不吃少吃。

胃的特点是喜燥恶冷，因而燥热的烟酒以及寒凉的冷饮和雪糕必须戒除，食物以热的最好。

胃肠病患者应该多喝牛奶。牛奶可以形成一层胃的保护膜，每天早上起床后可先喝一杯牛奶，再吃东西，是再好不过的。如果喝牛奶胃胀、腹泻，可在煮好的牛奶中加一些泡好或煮好的热的红茶或砖茶。

胃肠病患者应该多喝水，特别是多喝热水，因为人在有些情况下会把机体缺水误认为是饥饿，此时吃东西会增加胃肠负担、加重病情，而通过喝水、喝热水即会消除这种“饥饿”的感觉。

探求篇

胃肠病原因探析

一、胃与肠道的功能与关系

（一）胃与肠道的主要功能

中、西医对胃与肠道的认识基本相同，都认为其与人体的饮食消化、营养吸收、废料排出等有密切关系。

1．胃的功能

胃位于左上腹腔，上接贲门和食管，下通幽门和十二指肠。中医将胃又称为胃脘，分为上脘、中脘和下脘三部。

（1）西医认为胃的功能主要是消化：消化是饮食物在消化道，即口腔、咽、食管、胃、小肠、大肠内被分解为小分子的生理过程。

1）胃是食物的贮运场和加工厂，是食物消化的主要器官：经过口腔粗加工后的食物进入胃，经过胃的蠕动搅拌和混合，加上胃分泌的胃酸和消化酶的作用，使食物变成粥状的混合物，以利于肠道进一步的消化和吸收。

2）消化可分为机械性消化和化学性消化两种形式：机械性消化是通过牙齿的咀嚼、舌头的搅拌和胃肠的蠕动，将食物磨碎，并使之与消化液充分混合，以及将饮食不断地向消化道远端推送的生理过程。化学性消化是通过唾液腺、食管腺、胃腺、肠腺、肝和胰等消化腺分泌的唾液、胃液、胰液、胆汁、小肠液和大肠液等消化液将饮食物消化的生理过程。消化液中含有各种消化酶，能分别分解饮食中的蛋白质、脂肪和糖类等物质，使之成为小分子物质，便于人体进一步吸收。一般来说，淀粉在口腔淀粉酶的作用下消化。食物在胃初步消化之后又进入小肠，在小肠蠕动及肠液、胰液及胆汁等消化液的共同作用下，将糖、蛋白质及脂肪完全消化。胆汁是由肝脏合成的，经过胆道排入小肠，能促进脂肪类的消化。

（2）中医认为胃的功能主要有三个：中医常将胃和脾连在一起，认为脾胃在饮食消化、营养吸收、废料排出等方面发挥重要作用，为气血生化之源、后天之本。

中医认为胃的功能主要有以下三个：

1）**胃主受纳：**指胃有接受、容纳饮食及初步消化食物的功能。

胃的受纳、腐熟水谷功能必须与脾的运化功能相互配合，才能将饮食水谷转化为精微气血，运送到全身，供应机体的需要。

脾或胃无论哪一方面功能失调，都会影响消化吸收而产生相应的病证。例如，胃纳反常可出现食欲不振、食量减少或多食易饥等症状，而脾运失调则表现为食后腹胀、大便稀溏等现象。

2）**胃主腐熟：**指胃对饮食进行初步消化，并形成食糜的作用。

胃的腐熟功能需要脾阳和胃阳促进胃的蠕动，还需有胃阴的润泽。

胃火旺盛即胃的功能病理性亢奋，出现善食易饥或胃中灼痛、口苦口臭等症状；胃阳不足即胃的功能不足，同时有内寒，则出现食欲不振、胃脘饱胀、胃脘冷痛等症状；胃阴不足即濡养胃的体液不足，同时内有虚热，则出现胃部隐痛、口咽干燥、喜冷饮冷食等症状。

3）**胃气主降：**胃气即胃的功能。胃气主降，指胃的功能特点以通畅下降为主。胃将受纳而来的饮食物，经初步消化，下降传送于小肠，并使小肠和大肠将食物残渣下输，以传送糟粕，这就是胃气主降的功能。

胃气主降需与脾气主升相互配合。脾气升则强健，胃气降则和安，脾升胃降可保证饮食物的正常消化、吸收和排泄，因此维持脾胃升降的正常功能，在调理消化系统疾病中是十分重要的。

胃气不降就会出现嗳气呃逆、恶心呕吐等胃气上逆的症状，还会导致大肠传导功能失调，产生腹胀、便秘等症状；脾气不升反而下陷，则可出现头昏目眩、泄泻、脱肛和内脏下垂等病证。

2．小肠的功能

小肠位于腹中，包括十二指肠、空肠和回肠三部分，上端接幽门与胃相通，下端接阑门与大肠相连。

十二指肠是小肠的起始段，长度为20～25cm，因这个长度大约是本人12根手指并拢的宽度，故名十二指肠，有胆总管和胰管的开口，胆汁和胰液由此注入肠中。十二指肠以下是空肠和回肠，因为空肠的消化和吸收力强、蠕动快、肠内常是排空状态，所以叫空肠；回肠则因其回运环转而命名。

（1）**西医认为小肠的功能主要是吸收：**吸收是饮食物经过消化后，

其营养成分透过消化道的黏膜，进入血液和淋巴循环的生理过程。

1）小肠是主要的吸收器官： 食糜由胃进入小肠后，虽然还要进行消化，但小肠的功能主要是吸收。

食物在小肠内已被消化，易吸收；食物在小肠内停留3～8小时，有充分的吸收时间；小肠是消化道中最长的部分，空、回肠的黏膜又具有很多皱褶和绒毛，可大大增加吸收面积，这些都对小肠吸收提供了非常有利的条件。小肠内大部分甘油、脂肪酸被小肠绒毛内的毛细淋巴管吸收，经淋巴循环送入血液；其余各种营养成分都被小肠绒毛内的毛细血管吸收，直接进入血液。

2）小肠不仅具有吸收功能，而且具有分泌小肠液的功能： 小肠液的成分比较复杂，主要含有多种消化酶、脱落的肠上皮细胞以及微生物等，消化酶中有肠激活酶、淀粉酶、肽酶、脂肪酶以及蔗糖酶、麦芽糖酶和乳糖酶等，这些酶对于将各种营养成分进一步分解为可吸收的产物具有重要作用。

（2）中医认为小肠的功能主要有两个

1）小肠主受盛化物： 受盛即接受，以器盛物之意。化物，变化、消化、化生之谓。小肠主受盛化物，指小肠既主受盛又主化物。小肠的受盛化物功能主要表现在两个方面：一是小肠接受了由胃下移而来的初步消化的饮食物，起到容器的作用，即“受盛”作用；二指经胃初步消化的饮食物在小肠内必须停留一定时间，由小肠对其进一步消化和吸收，将水谷化为可以被机体利用的营养物质，糟粕由此下输于大肠，即“化物”作用。

小肠受盛功能失调，传化失常，则气机失于通调，滞而为痛，表现为腹部疼痛等；小肠化物功能失常，导致消化、吸收障碍，表现为腹胀、腹泻、便溏等。

2）小肠主泌别清浊： 泌，即分泌。别，即分别。清，即精微物质。浊，即代谢产物。小肠主泌别清浊，指小肠对接受胃初步消化的饮食物，在进一步消化的同时，并随之进行分别水谷精微和代谢产物的过程。分清就是将饮食物中的精华部分，包括水液、水饮化生的津液和食物化生的精微，进行吸收，再通过脾脏升清散精的作用，上输心肺，输布全身，供给营养。别浊亦称泌浊，体现为两个方面：一是将饮食物的残渣糟粕，通过阑门传送到大肠，形成粪便，经肛门排出体外；二是将剩余的水分经肾渗入膀胱，形成尿液，经尿道排出体外。

因为小肠在泌别清浊过程中，参与了人体的水液代谢，故有“小肠主液”之说。明朝名医张景岳在《类经》中更是明确指出：“小肠居胃之下，受盛胃中水谷而分清浊，水液由此而渗入前，糟粕由此而归于后，脾气化而上升，小肠化而下降，故曰化物出焉。”

小肠泌别清浊的功能正常，则水液和糟粕各走其道而二便正常。如果小肠功能失调，清浊不分，水液归于糟粕，即可出现水谷混杂，便溏泄泻等证。因“小肠主液”，故小肠分清别浊功能失常不仅影响大便，而且影响小便，表现为小便短少。所以中医在泄泻初期常用“利小便即所以实大便”的方法进行治疗。

临床上，中医对于小肠泌别清浊功能失调（相当于西医所说的单纯消化不良性腹泻），习惯上不说小肠虚弱，而叫脾胃虚弱。

3．大肠的功能

大肠位于腹中，包括盲肠、结肠和直肠三部分，上端在阑门处接小肠，下端连肛门。盲肠因有一膨大的盲端而称为盲肠，向上连升结肠，向左通小肠的回肠，后内壁有阑尾的开口。结肠为介于盲肠和直肠之间部分的大肠，因其外观有结突而命名，又分为升结肠、横结肠、降结肠和乙状结肠四部分。直肠是末段部分的大肠，因其直行而得名，下端以肛门终结。

（1）西医认为大肠的功能主要是吸收水分、形成粪便

1）大肠是主要的排泄器官：大肠的主要功能是进一步吸收粪便中的水分、电解质和氨、胆汁酸等其他物质，形成、贮存和排泄粪便。

2）大肠不仅是排泄器官，而且有一定的分泌功能：如大肠的杯状细胞分泌黏液中的黏液蛋白，能保护黏膜和润滑粪便，使粪便易于下行，保护肠壁防止机械损伤，免遭细菌侵蚀。

（2）中医认为大肠的功能主要有两个

1）大肠主传化糟粕：指大肠接受小肠下传的食物残渣，吸收其中多余的水分，并通过燥化而形成粪便。大肠之气传导运动，将粪便经肛门有节制地排出体外。所以《素问·灵兰秘典论》中指出：“大肠者，传导之官”。大肠传导糟粕功能失常，则出现排便异常，常见的有大便秘结或泄泻。

2）**大肠主津：**指大肠接受由小肠下注的饮食物残渣和剩余水分之后，将其中的部分水液重新再吸收，使残渣糟粕形成粪便而排出体外。由于大肠重新吸收水分，参与调节体内水液代谢的功能，故称“大肠主津”。

大肠虚寒，无力吸收水分，则水谷杂下，出现肠鸣、腹痛、泄泻等；大肠实热，消烁水分，肠液干枯，肠道失润，又会出现大便秘结不通。

（二）中西医学对脾的认识

中医常将胃和脾连在一起，概括说明人体的饮食消化、营养吸收、废料排出等功能。因此，有必要对中西医学对脾的认识作一了解。

中、西医对“脾”的认识各不相同，在名称上相同而功能上各异。

1. 西医所说的脾是具有多种功能的实体器官

西医所说的脾脏位于左上腹部，是具有多种功能的实体器官，它的主要功能有四个方面：

（1）**储血功能：**脾是血液尤其是血细胞的重要的储存库。当人体休息、安静时，脾贮存血液；当人体运动或处于失血、缺氧等应激状态时，脾又将血细胞排送到血液循环中，以增加血容量，供应人体的需求。

（2）**滤血功能：**脾是血液有效的过滤器官。当血液中出现细菌、异物、抗原抗体复合物及衰老的血细胞时，脾中的巨噬细胞、淋巴细胞就会将其过滤、清除掉。

（3）**免疫功能：**脾的免疫功能在机体的淋巴器官中占有重要的地位。脾有产生免疫反应的重要功能，血液中的抗原在脾中可引起有力的细胞免疫和体液免疫反应。脾还能产生对免疫反应有调节作用的活性物质。

（4）**造血功能：**脾是胚胎阶段重要的造血器官，胚后成为淋巴器官。在成体脾中仍有少量造血干细胞，当体内严重缺血或在某些病理状态下，可以恢复造血功能，产生红细胞、粒细胞及血小板。

2．中医的脾与西医所称的脾是完全不同的概念

中医学认为，脾脏是一个综合性的功能单位。中医所谓脾的主运化、主统血、主肌肉等功能实际概括了西医学消化系统的大部分功能，并与消化系统、血液系统、肌肉组织、免疫功能，以及水盐、能量、物质等代谢都有一定关系。中医的脾大致相当于西医的脾和胰腺及十二指肠的部分功能。

中医以脾是后天之本来概括包括消化系统在内的整个机体相关功能活动。中医认为，脾主运化，脾与消化系统关系最为密切。脾运化失职，则胃肠运动减弱、功能不足，常有食欲不振、食量减少、嗳气、脘腹胀满乃至精神不振、疲乏无力、肌肉消瘦等症状。《黄帝内经》说："脾胃者，仓廪之官，（饮食）五味出焉""脾胃大肠……小肠者，仓廪之本，营（血液）之居也，名曰器（器官），能化糟粕转味（转输饮食五味）而入（吸收营养）出（排泄糟粕）者也。"这是指脾胃等具有消化吸收功能，并把食物的消化吸收、营养物质的敷布输送、糟粕的排泄传导看成是脾胃肠等脏腑综合的功能。

中医学中脾的主要功能有三个方面：

（1）**脾主运化**：指脾将饮食水谷消化成为气血精微物质并将其运输、布散到全身的功能。脾主运化的功能需胃和小肠等的配合，但主要以脾为主。

脾的运化功能包括运化水谷和运化水湿两部分：

1）**运化水谷**：指脾对饮食物进行消化和吸收的作用。中医学认为，人体的消化功能与脾、胃、小肠等脏腑都有关系。但中医学以五脏为中心，无论是从生理角度，还是从病理角度来说，脾都是消化系统的主要脏器。所以，人体的消化功能主要归属于脾。

2）**运化水湿**：指脾对水液的吸收、转输布散和排泄的作用，说明脾在调节水液代谢、维持水液代谢平衡方面也发挥着重要作用。脾的运化水湿功能，一是摄入到体内的水液，需经过脾的运化转输，并输布于肺，通过心肺而转输布散周身脏腑器官，发挥其濡养、滋润作用；二是将全身各组织器官利用后多余的水液，及时地输送到肺、肾、膀胱、皮毛等相应器官，变成汗液和尿液被排出体外。因此，在水液代谢的全部过程

中，脾发挥着重要的枢纽作用。

脾的运化功能主要依靠脾气的作用。脾气健运，则饮食水谷的消化、吸收，气血等精微物质的运输布散等功能才能旺盛，水液输布、排泄才能正常，体内的水液才能保持着相对的平衡状态。脾失健运即脾的运化功能不足，不但会出现腹胀、便溏、倦怠乏力、肌肉消瘦等消化失常、营养匮乏的症状，而且会引起水液代谢失常，进而产生多种水湿停滞的病变，如浮肿、痰饮、泄泻等证。

（2）**脾气主升：**脾气即脾的功能。“脾气主升”是指脾的功能特点以向上升腾为主。

脾气主升包括“脾主升清”与“维持人体内脏的正常位置”两部分：

1）**脾主升清：**“清”是指水谷精微气血等营养物质，“升清”即指精微物质的上升布散。脾主升清，指脾主管水谷精微气血等营养物质的上升布散。经过脾、胃和小肠等消化后生成的精微气血等营养物质是在脾的升清作用下，上输于肺，并通过心肺，分布到周身各处。脾的升清功能正常，则各脏腑组织器官得到足够的物质营养，功能活动才能强健。

脾的升清作用失职，则会出现头晕目眩、神疲乏力等症状。如果清阳不升，清浊不分，混合下注，又可发为腹胀、腹泻。

2）**维持人体内脏的正常位置：**脏腑之所以能固定于一定的部位，如胃位于上腹部、子宫位于下腹部等，主要依靠脾气主升的生理作用。这是因为，支持和固定这些内脏的肌肉、韧带、筋膜，也要依靠脾主运化生成的水谷气血等精微的充养，才能强健有力。

脾气不升，反而下陷，则可出现胃、肾、子宫等内脏的位置下移或脱肛等。其病变基础是韧带、肌肉松弛，失去对内脏的牵引作用。实验证明，内脏下垂与脾虚的程度成正比。对此类病证，中医常采用补中益气、兼以升提的方法，如用补中益气汤丸（汤）治疗，能取得比较满意的临床疗效。

（3）**脾主统血：**指脾能统摄、控制血液，使之正常地在脉管内循行而不逸出脉外。

脾统血的机制实际上是脾气对血液的固摄作用。脾气虚弱，统血功能失职，血液运行将失其常规而逸出脉外，以致出血，如便血、尿血、皮下出血等。中医学习惯上将这种因脾虚而引起的出血病证称为“脾不统血”。这种出血的特点是出血时间较长，血的颜色浅淡，出血多在身体下部等。对此，临床常采用补脾益气、引血归经的方法，如可用补中益气汤丸（汤）加减治疗，能取得满意的疗效。

（三）相关脏器与胃肠关系

中西医都认为，饮食消化、营养吸收、废料排出等是胃肠的主要功能，而这些功能的完成尤其是消化吸收作用，不仅有胃肠本身的作用，还有与之相关的其他脏器的配合。

1．与胃肠相关的西医所说的脏器

西医认为，消化系统由消化道和消化腺两部分组成。消化道是一条起自口腔，经咽、食管、胃、小肠、大肠，终于肛门的很长的肌性管道，包括口腔、咽、食管、胃、小肠及大肠等器官。消化腺有小消化腺和大消化腺两种。小消化腺散在消化道各部的管壁内，大消化腺有腮腺、下颌下腺、舌下腺以及肝和胰，它们均借助导管，将分泌物排入消化道内参与消化吸收。

小肠是消化、吸收的主要场所和器官。由于食物在小肠内受到肝分泌的胆汁、胰分泌的胰液以及小肠自身分泌的小肠液的化学性消化以及小肠的机械性消化，各种营养成分逐渐被分解为简单的可吸收的小分子物质在小肠内被吸收。可见，肝、胰是重要的消化器官，与胃肠的消化作用密切相关。

（1）肝

1）肝的基本情况：肝位于右上腹，在膈肌之下。肝是人体最大的“化工厂”，也是最大的消化腺。肝有多种功能，与消化有关的是生成胆汁。

2）肝与消化：肝生成胆汁，然后通过胆道进入胆囊储存并浓缩。进食时受条件反射以及各种促消化分泌素等的调控，胆汁自胆囊排出后进入十二指肠与由胃至肠的食糜混合，参与消化食物。胆汁的消化作用主要是帮助脂肪、脂溶性维生素（如维生素A、D、E、K等）的消化吸收。

（2）胰

1）胰的基本情况：胰位于腹正中偏左，开口于十二指肠。胰是人体第二大消化腺。

2）胰与消化：胰可分泌多种消化酶，如胰蛋白酶、胰脂肪酶、胰淀粉酶，参加三大营养素（蛋白质、脂肪、糖类）的消化分解，有利于小肠的吸收。

2. 与胃肠相关的中医脏腑相关概念

中医对人体的认识，主要建立在对人体生理病理现象的观察、临床经验的总结，以及解剖结构认识的基础之上，其中的概念比较抽象，包含的内容较多。一个西医脏器的功能可能分散在好几个中医脏腑功能之中，而中医一个脏腑的名称虽然与西医相同，但在生理、病理方面的含义却不完全一样。

（1）与胃肠相关的中医脏腑：中医认为，与胃肠消化、吸收、排泄功能相关的脏腑主要有脾、肝、肾等脏器。

1）脾：位于中焦（膈以下、脐以上的部位），在膈肌之下，主要生理功能是主运化、升清、统血。

2）肝：位于腹部，横膈之下，右胁之内，主要生理功能是主疏泄。疏，指疏通，畅达；泄，指排泄，宣泄。肝主疏泄，直接关系着人体气机（泛指人体的功能活动）升、降、出、入的调畅，具体的表现在消化、情志以及血液运行等方面。

肝主疏泄在消化功能方面主要有以下表现：①胆汁又称“精汁”，由肝之余气而成，藏于胆囊，再注入于肠内参加消化作用。胆汁的形成、分泌和排泄均与肝的疏泄功能密不可分，而胆汁又与食物的消化直接关联，所以肝主疏泄可以直接影响饮食水谷的消化。②肝的疏泄功能可以调畅气机，协助脾胃气机升降，由此促进脾胃对饮食水谷的消化、气血营养的吸收以及饮食糟粕的排出。

3）肾：位于腹腔腰部，脊柱两旁，左右各一，主要生理功能是藏精，主生长、发育与生殖，主水液。精是构成人体和维持人体生长发育及各种功能活动的基本物质。肾所藏的精，包括先天之精和后天之精两部分。二者虽然来源与功能有异，但均同归于肾，存在着相互依存、相互为用的关系。

肾藏先天之精，是生命之本源，为先天之本，主人体的生长发育与生殖；脾主运化，可将水谷转化为精微、化生为气血等营养物质，为气血生化之源，是后天之本。脾肾之间的关系是“先天生后天，后天养先天”。脾主运化，脾的运化全赖于脾之阳气的作用，但脾的阳气须依赖于肾阳的温煦才能强盛。肾藏精，但肾精必须得到脾运化的水谷精微之气不断滋生化育，才能充盛不衰，促进人体的生长发育与生殖。

（2）与胃肠相关的中医概念

1）脾气：即脾脏之气，指脾的功能及其赖以产生的精微物质或动力。脾气不足（即脾气虚）指脾等脏腑运化水谷精微功能减弱的病理改变，临床以腹胀、大便稀溏、身体疲乏等为主要表现，常见于中医的胃脘痛、腹痛、泄泻、水肿、痰饮、哮喘、痿证、小儿疳积等病证，以及西医的慢性胃肠炎、慢性肾炎、慢性支气管炎、支气管哮喘等疾病。

2）中气：主要涉及两方面：①泛指中焦脾胃之气和脾胃等脏腑对饮食的消化转输、升清降浊等生理功能，又称脾胃之气。中气不足主要表现为食欲不振、食量减少、神疲乏力、食后腹胀、便溏泄泻等，与脾气不足、脾胃之气不足等证相似。②特指脾气，主要指脾主升清的功能。脾气主升，脾虚气陷即可引起中气下陷的病理改变。中气下陷证是中气不足证的进一步发展，主要症状有面色淡白、眩晕多汗、短气乏力、食少便溏、腹部重坠、便意频数、小便淋沥不禁等，多见于胃下垂、肾下垂、子宫下垂、直肠脱垂或脱肛及慢性肠炎、慢性痢疾等病症。

3）“木克土”与“木乘土”：肝主疏泄，脾主运化，肝通过调畅气机，协助脾胃气机升降，从而促进脾胃对饮食的消化、营养的吸收以及糟粕的排泄。肝属木，脾属土，因此在五行肝与脾的这种生理关系被称为“木克土”。

肝的疏泄功能失常、气机不畅，脾胃气机升降就会失常，临床表现为胸胁胀满、急躁易怒、食欲不振、腹胀便溏，或恶心呕吐、呃逆嗳气等症，中医辨证为肝脾不和或肝胃不和，在五行肝与脾的这种病理关系被称为“木乘土”。

4）“火不生土”：火指肾阳；土即脾胃。一般所说的“火不生土”多指肾阳不能温煦脾土的脾肾阳虚之证。

肾阳虚弱，脾胃得不到这种阳气的温煦，影响胃气腐熟水谷和脾气运化水谷、运化水湿的功能，出现脾肾阳虚的病理变化，均属火不生土。临床表现为下利清谷，或泄泻滑脱，或五更泄泻，腰膝酸软，畏寒肢冷，小腹冷痛，小便不利，面色㿠白，或面目肢体浮肿。

就五行生克关系而言，心属火、脾属土。火不生土应是心火不生脾土。但是，一般所说的“火不生土”多是指肾阳不能温煦脾土的脾肾阳虚之证，少指心与脾的关系。

二、胃肠病发生的常见原因

（一）西医胃肠病病因与发病

病因就是疾病的原因、致病的因素。由于病因而引起疾病发生的规律和道理，就是发病原理。西医认为胃肠病症的病因可归纳为环境因素与体质因素两大类：

1．环境因素

环境因素即直接或间接作用于人体的外部因素，具体包括饮食因素、精神因素、药物因素与其他因素四方面：

（1）**饮食因素**：饮食因素是胃肠道疾病主要的致病因素，具体病因与发病情况有以下三点：

1）**饮食失节**：饮食失节、饥饱无常，可使胃肠运动功能紊乱、消化液分泌失常，容易引起消化不良、慢性胃炎。暴饮暴食、进食过快，超过胃的容量、增加胃肠负担，导致血液循环障碍、黏膜缺氧、功能障碍，可引起胃扩张、消化不良，甚至组织损伤而发生急性胃炎。

2）**刺激食物**：长期或大量进食辛辣刺激食物，或饮酒、喝浓茶、喝浓咖啡，会刺激食管和胃肠道黏膜，使之充血、水肿、糜烂，甚至溃疡，易引起食管炎、胃炎、溃疡病、慢性肠炎和便秘等。进食浓汤或过甜、过咸的饮食，使胃酸、胃蛋白酶分泌增加、肠液分泌增多，易发生溃疡病和腹泻。

3）**饮食习惯**：进食时粗嚼整咽、囫囵吞枣，可使食管、胃黏膜受损而引起炎症、溃疡，并产生消化不良。饮食过冷，可使胃肠黏膜血管收缩、功能紊乱，特别是在刚运动后或炎热季节短时间内进食过冷的饮食，易引起急性胃肠炎；反复、长期的寒凉食物刺激可致慢性胃炎，还会加重原有胃肠病的病情。饮食过热，会损伤食管、胃的黏膜，产生相应的炎症；长期饮食过热不但导致慢性胃炎，还可因上皮细胞变异而导致食管癌或胃癌。食物中缺乏膳食纤维，可引起肠道蠕动不足，容易产生腹胀、便秘。

（2）**精神因素**：精神因素也是胃肠道疾病主要的致病因素，具体情况有以下两点：

1）**不良精神因素可引起相关胃肠病**：不良的精神因素可引起消化性溃疡、溃疡性结肠炎、便秘等胃肠病，同时也会加重胃肠病的病情。

严重的精神刺激或负性生活事件，产生焦虑、抑制的情绪反应与心理应激可诱发溃疡病；某些经常处于精神高度紧张的职业人群，如汽车司机、空中交通管理人员等，以及某些被称为“溃疡病性格特征”的人群，经常处于精神高度紧张的应激状态，可形成溃疡病。以上精神因素均可引起神经调节障碍，其中自主神经的功能紊乱和下丘脑–垂体–肾上腺皮质系统的兴奋异常最为突出，从而引起胃蛋白酶原分泌增多，胃黏膜屏障破坏，即胃壁的防御因素减弱，侵袭因素增大，导致自身消化现象发生，从而导致消化性溃疡。

精神心理因素在溃疡性结肠炎的发展过程中，及病变严重性以及对治疗措施的反应中具有重要影响。溃疡性结肠炎患者可因焦虑、紧张、多疑等使肠道运动功能紊乱、血管收缩、组织缺血、毛细血管通透性增高，产生或加重肠壁的炎症和溃疡。

大肠的运动受自主神经支配，人的意志不能自由地终止肠道的活动。但是，自主神经活动与人的感情、行为密切相关，因此大肠的活动也并不是完全与人的精神意识无关。例如，生活节奏加快、工作繁忙、压力过大、无休息时间，以及与周围人的关系不融洽、长期情绪不稳定、焦虑情绪、家中出现突发事件等日常生活中精神紧张状态的积累，都可引起大肠生理规律、节律的紊乱而形成便秘。另外，出差、旅行、搬家或者升迁、降职、退休等工作、生活环境的改变等，致使人们精神紧张或处于精神紧张状态，大肠的运动节律也会发生紊乱，也可能形成便秘。

2）**精神因素与功能性胃肠病密切相关**：功能性胃肠病是指持续或反复出现腹胀、腹痛、腹泻或便秘等消化系统症状半年以上，系统对症治疗效果差，胃镜及其他检查排除器质性疾病的一组疾病，主要包括功能性消化不良和肠易激综合征，临床较为多见。

功能性胃肠病病因和发病机制复杂，精神心理因素在其发病过程中起着重要作用，发病可能与胃肠道动力和感觉异常的脑肠轴调节障碍有关。据研究，本病的发病女性多于男性，学生、知识分子和领导干部高于工人、农民，城市明显多于农村，原因是学习、工作、家庭所带来的精神心理压力大，加上社会承受能力、心理自我调节能力差等，精神长期处于高压状态，引起功能性胃肠病。

（3）**药物因素**：某些药物是胃肠道疾病的常见致病因素，具体情况如下：

1）**解热镇痛类**：如阿司匹林、对乙酰氨基酚、保泰松、吲哚美辛、布洛芬等，既可直接破坏、损伤胃黏膜，引发胃炎症或溃疡病；又可抑制前列腺素合成，促使胃酸（作用是增加蛋白酶活性）和蛋白酶（功能是消化蛋白质）分泌增加，使胃黏膜中的蛋白质也被腐蚀和消化，从而产生消化性溃疡。

2）**肾上腺皮质激素**：像泼尼松、泼尼松龙和地塞米松等，其致病原理与解热镇痛药相似，它们能减少胃黏液的形成并且刺激胃酸和蛋白酶的分泌，因此容易引起溃疡病。此外，该类药物还能抑制蛋白质的合成、降低受损黏膜的修复能力，从而诱发并加剧溃疡。

3）**抗生素类**：一是引起伪膜性肠炎，致病药物大多为广谱抗生素，如林可霉素、克林霉素、四环素、头孢菌素、氨苄西林、阿莫西林、复方新诺明、利福平等。由于该类药物可使大多数对其敏感的细菌被杀灭，而少数耐药细菌，如难辨梭状芽孢杆菌却能异常繁殖，因此导致肠道菌群失调而形成此病。二是出血性结肠炎，致病药物主要是青霉素衍生物，如氨苄西林、双氯西林以及红霉素、麦迪霉素等。出血性结肠炎的致病原因尚不清楚，多认为是青霉素类的致敏性在肠道中的反应。

（4）**其他因素**：其他因素如长期吸烟、寒冷刺激、放射治疗与生物因素与胃肠道疾病也有一定关系，具体情况如下：

1）**长期吸烟**：吸烟可引起味觉迟钝、食欲减退，还可引起迷走神经兴奋，使胃分泌和蠕动增强，幽门、贲门松弛，可能导致反流性食管炎、慢性胃炎和消化性溃疡。

2）**寒冷刺激**：腹部受到寒冷的突然刺激，可引起胃肠道运动功能紊乱、分泌失调，产生恶心、呕吐、腹泻等急性胃肠炎的现象，还可诱发或加重肠易激综合征的病情。

3）**放射治疗**：放射治疗，可损伤胃和十二指肠黏膜，甚至使其腺体萎缩，引起萎缩性胃炎、十二指肠炎。

4）**生物因素**：各种急性传染病都可引起胃炎；进食被污染的食物，由于细菌及其毒素的作用，可使人产生呕吐、腹泻等急性胃肠炎症状；幽门螺杆菌感染者易发生胃炎和消化性溃疡。

2．体质因素

体质因素即自身的缺陷和不足，如遗传因素、免疫因素等，与胃肠道疾病的发病有一定关系。

（1）**遗传因素**：一些消化性溃疡患者具有明显的家族史，这些患者的父母和子女中溃疡病的发病率比一般人高2～5倍。这些人往往胃酸和胃蛋白酶的分泌比普通人高，导致自身黏膜易被侵蚀而产生溃疡。另外，溃疡性结肠炎、慢性萎缩性胃炎都有一定的遗传倾向。

（2）**免疫因素**：正常人的免疫系统有对外来的有害物质（如细菌）进行攻击、清除的作用，但在免疫失调的情况下，可能将自身的组织“误认为”对自身不利，也对其进行攻击和清除，这叫作自身免疫。有些萎缩性胃炎和溃疡性结肠炎就是由于自身免疫，误将自身的胃黏膜和腺体或肠壁组织破坏，导致胃黏膜萎缩和肠道炎症、溃疡。

（3）**胃肠道自身因素**：即胃肠道结构或功能异常，如胃幽门处黏膜较厚、松弛，使肥大的黏膜被挤入十二指肠球部，就形成了胃黏膜脱垂症；胃及十二指肠麻痹，不能对受纳的食物和消化液做出反应，使胃内容积无限扩大，造成急性胃扩张；腹肌松弛、腹压下降、膈肌悬吊力不足等因素，使胃失去依托，产生胃下垂；呕吐引起腹压增高，食管贲门黏膜受到牵拉，会导致食管贲门黏膜撕裂。

3. 环境因素与体质因素的关系

一般来说，疾病是由环境因素和体质因素共同作用的结果。

环境因素是导致疾病的外部条件，体质因素是发生疾病的内在根据，一般起着决定性的作用，即环境因素总是在不利的体质因素情况下，促使其发病的。譬如说，溃疡病有一定的遗传倾向，这些患者的胃酸和胃蛋白酶的分泌一般都比常人高，胃黏膜的抵抗力又比常人偏低，在这种不利的体质因素情况下，如果这类患者饮食经常不规律、精神总是处于紧张状态，这样很容易引起胃酸、胃蛋白酶分泌得更高，胃黏膜的抵抗能力更加下降，致使胃酸、胃蛋白酶侵蚀不能自我保护的胃黏膜，从而产生溃疡病。而如果这些患者平常十分注意避免不利的环境因素，溃疡病就不容易发生了。所以说，了解了疾病的病因，平常注意养生保健，对防治包括胃肠病在内的疾病有积极意义。

有时候环境因素也起着致病的主导作用。比如说，食用腐败食物或有毒食物引起的急性肠胃炎、大量饮酒导致的急性胃炎等，都属于这种情况。但体质因素在这里也起一定的作用，体质好的，发病较轻、预后较好、康复较快；体质差的，发病较重、预后较差、康复较慢。由于体质的强盛与否不仅与先天遗传有关，而且还与后天是否进行养生保健有关。因此，养生保健对增强体质也有积极意义。

（二）中医胃肠病病因与病机

胃肠病症在中医常属脾胃病证的范畴，其致病因素很多，有饮食因素、情志因素、外感因素、劳逸因素、药物因素以及素体因素和内生致病因素等。前面的致病因素与西医的环境因素相仿，后两种致病因素与西医的体质因素类似。

在致病因素的影响下，脾胃等病证的发病有一定的规律和原理，中医称之为“病机”。脾胃病证主要的病机有邪犯肠胃、气机紊乱、升降失常、湿热壅滞、阴寒内盛、水湿滞留、气滞、血瘀、功能虚衰、阴血虚损等。

1．饮食因素

饮食水谷是人类赖以生存和维持身体健康的基本条件，是人体后天生命活动所需精微物质、气血营养的重要来源。饮食失常，则可成为病因而影响人体的生理功能，导致脏腑功能失调或正气损伤而引起疾病。饮食主要依靠脾胃的受纳、运化作用进行消化、吸收及排泄，因此如饮食失常，自然首先损伤脾胃，导致脾胃的受纳、腐熟、运化、排泄等功能失常，引起胃肠病等消化系统的病证。医圣张仲景《金匮要略》曾说："凡饮食滋味以养于生，……若得宜则益体，害则成疾"，《黄帝内经》指出："饮食自倍，肠胃乃伤"。

饮食因素是引起内伤病的致病因素之一，是胃肠道疾病主要的致病因素，中医将各种饮食致病因素统称为"饮食失常""饮食失宜"，具体情况有如下三方面：

（1）饮食不节："节"有节制、节律的意思，所以饮食不节包括两点：一是饮食不定量，即过饥或过饱；二是饮食不定，即饥饱无常。

1）过饥过饱：过饥，摄入的营养不足，可使元气虚损，脾胃之气得不到元气的补充和帮助，导致脾胃虚弱。胃气虚则不能正常受纳饮食，产生食欲减退、饮食乏味，脘腹饱胀、食后加重，或嗳腐泛酸等胃气虚的病证；脾气弱则食物得不到充分运化，产生腹胀纳差、脘腹虚胀、倦怠乏力、大便稀溏等脾气弱的病证。长期过饥，一方面营养缺乏，引起身体虚弱；另一方面又因正气虚弱、抵抗力差，会继发其他疾病。

过饱，尤其是暴饮暴食，加重脾胃的负担，致使脾胃损伤，导致升降失调、气机紊乱，会出现脘腹胀满、嗳腐泛酸、厌食、吐泻等食伤脾胃的病证。经常饱食，可因脾胃久伤或营养过剩，而发展为肥胖，甚至变生痔疮、消渴（类似于糖尿病）、心脉痹阻（如冠心病）等病证。如果饮食积滞长期存在，可进一步损伤脾胃，致使运化功能不得恢复，还可聚湿、生痰、化热，引起其他病变。

2）饥饱无常：饥饱无常，未按"一日早、中、晚三餐"和"早饭宜好，中饭宜饱，晚饭宜少"的规律进食，易损伤脾胃，导致脾胃功能失调或虚弱，出现诸多病证。

小儿因其处于生长发育阶段，脾胃较成年人为弱，同时饮食不知自调。因此，对儿童若喂养不当，易导致脾胃功能失调或虚弱，出现消化不良或疳积（相当于营养障碍的慢性疾病）等病证。

疾病过程中或大病初愈阶段，患者多有脾胃虚弱的病理改变，因此饥饱无常，或饮食过量，或饮食过于滋腻，或过早进补，常导致食滞化热，与病邪相合，致使病邪久留而引起疾病复发或迁延时日，这在中医称“食复”。

（2）饮食偏嗜：偏嗜，即嗜好、爱好。饮食偏嗜包括食类偏嗜、五味偏嗜与寒热偏嗜三点：

1）食类偏嗜：饮食种类结构失衡，专食或多食某类食物，厌恶某类食物而不食或少食，或缺乏某些食物，久之均可成为导致某些疾病的原因。

过食肥甘：即现代所说的过食高脂肪、高蛋白、高热量食物。肥，是肥腻油脂类的食物；甘，为甘甜的食物。过食肥甘可酿湿生痰，导致多湿多痰的肥胖型体质，日久还可因湿阻气机、郁而化热，产生湿热壅滞的病证。湿热在胃，可见胃热灼痛、口黏、口苦、口臭、脘腹痞胀、大便不爽、小便黄而量少等不适或症状；湿热在肠则表现为大便泄泻、泻下粪便黄臭、肛门灼热不适；若湿热损伤肠道血络，则见便下脓血。

饮食偏颇：某种营养成分减少，久则可形成某种营养物质缺乏的病症，如瘿瘤（即单纯性甲状腺肿，碘缺乏）、佝偻病（钙磷代谢障碍）、夜盲症（维生素A缺乏）等。肉食过多，主食、蔬果不足，以及多吃精米细面、少吃粗粮杂粮，引起膳食纤维不足，致使胃肠蠕动减缓，由此可导致便秘、痔疮，甚至大肠癌。

2）五味偏嗜：五味即食物的酸、苦、甘、辛、咸五种味道。饮食五味偏嗜常可成为引起某些疾病的原因。

饮食五味对人体的五脏有特定的亲和性。《素问·至真要大论》说：“五味入胃，各归所喜攻，故酸先入肝，苦先入心，甘先入脾，辛先入肺，咸先入肾。”五味调和才能对五脏起到全面的滋养作用，从而使五脏之间的功能保持平衡协调。如果不注意调节五味而偏食，久之就会导致五脏之间的功能活动失调，进而引起多种疾病的发生。如《素问·生气通天论》指出：“味过于酸，肝气以津，脾气乃绝”，即过食酸味食物，因酸入肝，致使肝气偏盛，肝气偏盛，肝木乘脾土，脾气就要虚衰，就有可能出现脾胃气虚的病理改变，临床上像小儿厌食症的某些证型就是因为过食酸味食物引起的。

脾胃病证中，以偏食辛辣和甘甜食物对脾胃影响最大。辛辣有开胃消食的作用，但辛辣食物（包括酒）性多温热，容易助热生火，导致胃肠燥热，出现胃中灼痛、口苦、口臭、大便干燥等；辛辣还有耗津伤阴的弊端，使胃阴虚损，出现胃中隐痛、口燥咽干，使大肠津液虚损，引起大便干燥。甘甜食物可引起水湿或痰饮停留，产生相应病证。

3）**寒热偏嗜**：寒热既指食物的寒热性质，也指食物过热或太冷，若不注意，均有可能成为引起疾病的原因。

各种饮食，均有各自的寒热属性。例如，西瓜、梨子等性寒，虚寒体质的人食后，会加重病情，引起脘腹冷痛、泄泻等阴寒内盛的病证；花椒、胡椒等辛辣性热，胃肠有热或阴虚者若多食辛辣，可加重其原有的热证和阴虚证。

进食时食物太冷或过热也会成为病因。进食生冷容易使脾胃阳气受伤、功能虚衰，并产生阴寒内盛的腹部冷痛和升降失调的呕吐泄泻；进食过烫食物易损伤食管和胃腑，导致气机紊乱，升降失常，产生吞咽不畅、嗳气、呃逆等病证。

（3）**饮食不洁**：饮食不洁是指食入不卫生甚至带菌有毒的食物。

饮食不洁是重要的致病因素之一，可引起多种胃肠疾病、食物中毒及消化道传染病的发生。例如，进食腐败变质食物，常引起胃肠功能失调，出现脘腹胀痛、恶心呕吐、肠鸣腹泻，或腹痛、里急后重、下利脓血等症；若进食被毒物污染的食物，则可引发食物中毒；而进食被虫卵污染的饮食，则发生寄生虫病。

2. 情志因素

情志又叫七情、五志，是指在接触和认识客观事物时人体本能的综合反映。“七情”包括喜、怒、忧、思、悲、恐、惊，“五志”包括怒、思、恐、喜与惊、悲与忧。

情志与人体脏腑功能活动有密切的关系，分属于五脏，即心在志为喜与惊、肝在志为怒、脾在志为思、肺在志为悲与忧、肾在志为恐。情志在一般情况下属于正常的精神与心理活动，并不会使人致病。只有突然、强烈或长期持久的刺激，超过了人体所能调节的范围，使人体气机紊乱，脏腑阴阳气血失调，才会导致疾病的发生，此时的情志才能成为致病因素。

情志致病不同于外感六淫，六淫之邪主要从口鼻或皮毛侵入机体，而情志因素则是直接影响有关的内脏而发病，故又称其为“内伤情志”，是导致内伤杂病的主要致病因素之一。

情志因素对于脾胃有着明显的影响和调节作用，在正常情况下并不构成致病因素。情志太过或不及，则会对脾胃产生不利影响，而成为致病因素。

（1）**忧、思、怒情志对脾胃的影响：**七情当中，以忧、思、怒对脾胃的影响最大。

忧指忧愁，思指思虑，忧思过度，忧致肺气郁，思使脾气结，久则肝气也会郁滞，终使脾气机紊乱、壅滞，导致脘腹胁肋胀满、饮食不香、口中乏味、大便排泄不爽或大便泄泻等病证。

怒即恼怒，恼怒伤肝，致使肝气上冲，升降失调。肝气犯胃时，产生胸胁胀满、胃脘胀痛、食欲不振、恶心呕吐、呃逆嗳气等肝胃不和的病证；肝气乘脾时，产生急躁易怒、胸胁胀满、腹胀便溏，甚至飧泄（又名水谷利，指大便中有不消化食物残渣的腹泻）等“肝脾不和”的病证。

（2）**过度惊恐与悲伤对脾胃的影响：**惊使气乱，恐使气下，悲使气消。过惊、过恐、过悲都可致使脾胃气机紊乱、升降失常，产生嗳气、泛酸、呃逆、恶心、呕吐、腹痛、泄泻，甚至厌食、拒食等病证。

3．外感因素

外感因素即外感致病因素，是引起外感病的致病因素，为风、寒、暑、湿、燥、火六种外感病邪的统称。

风、寒、暑、湿、燥、火本属正常的自然界气候，是包括人在内的万物生长的条件，人类在长期的进化过程中，已对其具有了适应能力。六淫，即风、寒、暑、湿、燥、火六种外感病邪的统称。也就是说，当气候变化异常，或发生太过或不及，或非其时而有其气，如春天应温而反寒、秋天应凉而反热等，以及气候变化过于急骤，如暴冷、暴热等，在人体的正气不足，抵抗力下降之时，又可能成为致病因素，侵犯人体而发生疾病。风、寒、暑、湿、燥、火，正常者称“六气”，异常者称“六淫”。

风、寒、暑、湿、燥、火六种病邪指一切不正常的气候变化和有害于人体的致病因素，其侵犯人体主要从口鼻或皮毛侵入机体，即均自外界侵犯人体，故称外感致病因素。影响脾胃、引起脾胃病证的外邪，主要为寒邪、燥邪和湿邪：

（1）**寒邪与脾胃病证：**寒邪多在冬季或冬末春初气候乍寒的时节。寒冷季节不注意保暖，寒邪多侵犯胃肠，引起脾胃气机紊乱、升降失常，表现为食欲不振、恶心呕吐、脘腹胀痛、肠鸣泄泻等不适或症状；寒邪还容易损伤脾阳，致使脾阳虚衰、阴寒内盛，引起脘腹冷痛、肠鸣泄泻等病证。

（2）**燥邪与脾胃病证：**燥邪致病多见于秋季气候干燥的时节。燥邪致病有容易化热、伤津的特点，燥邪侵犯胃肠，可耗伤胃津胃阴，引起胃部隐痛、口燥咽干；可耗伤肠津，引起肠燥便秘。

（3）**湿邪与脾胃病证：**湿邪致病常在夏秋多雨潮湿季节。由于脾的特性是喜燥而怕湿的，湿邪致病最容易伤脾。湿邪困脾，脾的运化功能失常，可见腹胀食少、脘腹痞满；湿邪犯脾，脾气不升，中气下陷，清浊不分，混杂而下，则表现为泄泻。湿邪化热，湿热壅滞，又可引起脘腹痞满、身热口苦、体倦身重、大便溏泄、尿少而黄等脾胃湿热证；或腹胀腹痛，暴注下泻，或下痢脓血、里急后重，或腹泻不爽、粪质黏稠腥臭，肛门灼热、身热口渴、小便短黄等大肠湿热证。

4. 劳逸因素

劳，指过度劳累；逸，是过度安逸。

正常的劳动和体育锻炼，有助于气血流通，脏腑功能和谐，体质强健，对健康有益。必要的休息，可以养气保精，消除疲劳，恢复体力和脑力，对健康也有益处。因此，劳逸结合，合理安排劳动与休息，是养生保健的重要原则和具体方法。如《素问·上古天真论》提出“尽终其天年，度百岁乃去”的长寿老人，往往是“不妄作劳”“形劳而不倦”。

劳逸致病因素包括过度劳累和过度安逸两个方面。长时间过度劳累，包括体力劳动、脑力劳动及房劳过度，或过度安逸，完全不劳动、不运动，劳逸才能成为致病因素而使人发病。劳逸致病因素是导致内伤杂病的主要致病因素之一。

（1）**过度劳累**：过度劳累包括劳力、劳心过度。

劳力过度，多损伤中气。由于脾胃为气血生化之源，而“劳则耗气”，劳力过度会损伤内脏精气，引起脏腑功能减退，使脾胃之气虚衰，出现气短乏力、食欲不振、胃纳不香、脘腹虚胀等不适或症状。

劳心过度即用脑过度，常使脾气郁结、心血亏虚。脾主思，劳心、思虑过度则伤脾，可致脾气郁结、气机紊乱；心主血、藏神，是精神情志即“神”活动的物质基础，劳心过度即用神过度，可致心血耗伤、心神失养，最终引起心脾气血虚衰证，出现心悸怔忡、失眠多梦、记忆减退、食欲不振、食量减少、大便稀溏、倦怠乏力等不适或症状。此多见于西医所说的神经官能症、贫血等病症。

（2）**过度安逸**：缺少活动，长期不劳动，又不从事体育锻炼，可使人体气血运行不畅，脾胃等脏腑功能减弱，出现食欲不振、食量减少、胸闷腹胀、大便滞涩不爽或便秘、肌肉无力、肢体困重、全身乏力等；久则进一步影响气血、水液的运行或代谢，又可形成气滞血瘀、水湿痰饮等病证。

《素问·宣明五气篇》的“久卧伤气”“久坐伤肉”，讲的就是这个道理。过度安逸，长时间躺在床上不动或坐着不动，气的运行就会变得缓慢，脾胃之气升降受纳、运化功能自然减退，营养物质到达身体各部分（如肌肉）的速度也会减慢，出现消化、吸收功能减退与肌肉无力、体力下降等症状，所以说“久卧伤气”“久坐伤肉”。

5．药物因素

药物主要指苦寒的中药与抗生素以及具有补益作用的药物。药物滥用或使用不当，也是引起脾胃病证的常见致病因素。

（1）**苦寒药物易伤中阳**：苦寒的中药与西药抗生素最易损伤中阳。

1）**中药**：苦寒的中药，如黄连、黄芩、大黄、石膏、板蓝根等，久服或常服会损伤中阳即“脾胃阳气”。例如，板蓝根冲剂有较好的防治风热感冒的作用，但服用最好不超过3天。人在健康状态下服用板蓝根冲剂过多会伤及脾胃，反而容易引发其他疾病。阳虚体质的人多喝板蓝根冲剂，就会因其苦寒损伤脾胃阳气，带来一系列胃肠道反应，以至于感冒没治好，反而引起胃痛、畏寒、食欲不振等症。尤其是儿童，脾胃功能尚未健全，多服板蓝根冲剂等苦寒中药，更容易引起中阳损伤。

2）**西药**：西药特别是抗生素也会损伤脾胃阳气。西药对解决胃肠病的症状确有很好的作用，但根据中医的药性理论，西药特别是抗生素最大的问题是其味苦性寒，所以过多服用、长期服用最易损伤人的脾胃阳气。临床上有很多人经常吃西药、吃抗生素，舌苔变得厚腻、食欲减退，说明脾胃阳气已经受损。又如，小儿感染后脾虚综合征就是小儿在感染后服用西药抗生素或苦寒的清热解毒中药，产生一组与脾虚“脾胃阳虚”相似的综合征。

（2）**补药可使胃纳呆滞**：补药是中药当中一类能补养人体气血阴阳不足、用以调治各种虚证的药物，可分为补气、补血、补阳和补阴四类，如人参、黄芪可补气，当归、阿胶可补血，鹿茸、紫河车可补阳，石斛、枸杞子可补阴等。因为补药本质上还是药物，它们都有不同的适应证和禁忌证，所以并不是人人都可以随便享用的。补药用之不当，不仅不能治病，而且还会致病，最常见的是可使胃纳呆滞。

1）**补气药**：补气药多属甘甜味，“甘”有滞缓的作用，服用过久，易致胃气壅塞，胃纳呆滞，出现脘腹满闷、气胀不舒、食欲不振等。

2）**补血药与补阴药**：补血药与补阴药多为滋腻之品，服用过久，易阻碍脾胃之气运行，致使胃的受纳、脾的运化作用失调，出现食欲不振、腹胀便溏、身重乏力等。

3）**补阳药**：补阳药性多温燥，易伤阴助火，服用过久，可致头目肿痛、口舌生疮、咽干喉痛、胃火口臭、尿涩便秘等。

6．体质因素

体质，即机体素质，是指人体秉承父母先天遗传、感受后天多种因素影响，所形成的与自然、社会环境相适应的功能和形态上相对稳定的固有特性。

到目前为止，世界上已有30多种体质类型学说。但是，国外医学对体质的各种分类学说都无法直接指导临床实践与养生保健，唯有中医体质学说与临床实践、养生保健密切结合。

近年来，不少医家在总结前人经验的基础上，从临床角度提出十余种体质分型，这种分型以个人主观感觉与医生检查的客观表现为主要指标，对临床诊断病证、处方用药、养生保健有重要的参考价值。目前，由北京中医药大学中医体质与生殖医学研究中心主任、博士生导师王琦教授提出的“体质九分法”受到大家的推崇，由其负责主持的《中医体质分类判定标准》于2009年被中华中医药学会作为规范中医体质研究与应用的文件正式发布。王琦教授提出的“体质九分法”将人体的体质分为平和、气虚、阳虚、阴虚、血瘀、痰湿、湿热、气郁与特禀体质等九种体质。

各种体质中，与脾胃病证关系比较密切的有气虚、阳虚与阴虚三种体质。

（1）气虚体质及其与脾胃病证的关系

1）体质特点

形体特征：肌肉不健壮。

常见表现：容易呼吸短促、接不上气，喜欢安静，不喜欢说话、说话声音低弱，容易感冒，常出虚汗，经常感到疲乏无力。

心理特征：性格内向，情绪不稳定，胆小、不喜欢冒险。

对外界环境适应能力：不耐受寒邪、风邪、暑邪。

2）与脾胃病证的关系：气虚体质主要表现为脾胃功能虚衰，易患伤食、积食、胃痞腹胀与内脏下垂等病证。此外，该类体质的人平时体质虚弱，易患感冒等病证，或发病后因抗病能力弱而难以痊愈。

（2）阳虚体质及其与脾胃病证的关系

1）体质特点

形体特征：肌肉不健壮。

常见表现：总是手脚发凉、胃脘部怕冷，衣服比别人穿得多，冬天耐受不了气候的寒冷、夏天耐受不了空调房间的冷气，喜欢安静，吃喝凉的东西总会感到不舒服，大便经常稀软、容易拉稀，小便颜色清、量多、夜尿多。

心理特征：性格多沉静、内向。

对外界环境适应能力：不耐受寒邪，耐受夏季，不耐受冬季，易感受湿邪。

2）与脾胃病证的关系：阳虚体质主要表现为阳气不足、脾肾功能虚衰，易患脘腹疼痛、泄泻或大便无力等病证。此外，该类体质的人发病多为寒证，还易患阳痿、痹证（类似于关节炎）等病证。

（3）阴虚体质及其与脾胃病证的关系

1）体质特点

形体特征：体形瘦长。

常见表现：经常感觉身体、脸上发热，耐受不了夏天的暑热，皮肤干燥，经常感到手脚心发热，面颊潮红或偏红，常感到眼睛干涩，经常口干咽燥，容易失眠，经常大便干结。

心理特征：性情急躁，外向好动活泼。

对外界环境适应能力：平时不耐暑热干燥，耐受冬季，不耐受夏季。

2）与脾胃病证的关系：阴虚体质主要表现为胃肠阴津或阴液亏虚，易患胃脘痛、口燥咽干和便秘等病证。此外，该类体质的人还易患咳嗽、消渴（类似于糖尿病）、闭经发热等病证。

7. 内生因素

内生因素即内生致病因素，是指因其他疾病引起人的气血津液转输布散失调，而变成的痰饮、瘀血等，其既是疾病的病理产物，同时又是新的致病因素。

痰饮、瘀血等内生致病因素也是引起脾胃病证的常见致病因素。

（1）痰饮与脾胃病证的关系

1）成因：痰饮常由脾虚或肺脾、脾肾虚衰，水液得不到正常运化输布，水湿内生，凝结、聚集而形成。

2）病证：痰饮停于胃中，阻滞气机，影响胃的受纳功能，产生胃脘痞胀疼痛、纳食不香、胃中有振水音；痰饮停于肠道，阻滞气机，影响肠道的传导功能，产生腹胀肠鸣作响、大便泄泻。

（2）瘀血与脾胃病证的关系

1）成因：由于气虚或气滞，血液运行迟缓，甚至滞涩，在某处淤积，即可产生瘀血。

2）病证：血瘀在胃，可见胃部刺痛或刀割样疼痛、痛处固定不移、痛处拒按，或有呕血黑便等病证；血瘀肠道，可见腹胀、腹痛难忍，腹中有包块等病证。

（三）胃肠病与饮食起居探析

饮食结构与生活起居与胃肠病密切相关，从某种意义上讲胃肠病就是生活方式、习惯不健康、不科学引起的疾病。

1．饮食结构与胃肠病

（1）东、西方饮食结构

1）素食模式与肉食主义

东方的“素食模式”：东方指地理上处于东半球的国家，但更主要的是指文化上的概念，即亚洲文化圈尤其是中华文明辐射的中国、日本、韩国、朝鲜等国家。东方国家传统上都属于农业国，人们食物的主要来源也均来自于农业，食物种类常以素食为主。

历史上东方的普通老百姓平常很难吃到肉类食物，只有社会上层人士才能经常吃到肉类食物，所以我国古时称有地位的人为“肉食者”就是这个意思。由于大部分的人只能以素食为主，《黄帝内经》就提出了我国传统的饮食结构模式：“五谷为养，五果为助，五畜为益，五菜为充”。就是说，人们生活中应以五谷杂粮为主要的营养来源，果类食物能起到辅助的作用，肉类食物吃一点对身体是有好处的，蔬菜类食物可以帮助我们补充营养。东方饮食的“素食模式”有主观的选择，但更多的是客观条件的限制。

西方的“肉食主义”：西方指地理上处于西半球的国家，就文化概念而言，主要指希腊、罗马文明影响的英国、德国、法国、美国等国家。

西方国家主要由游牧民族发展而来。游牧民族生活居无定所，也就很少有农作物的播种与收获，人们食物主要来自牧业，食物种类常以肉食为主，如牛、羊、马肉以及捕获的猎物的肉，以及动物奶类。虽然随着社会的发展，这些民族也建立了自己的国家，有了固定的居住场所，但这种“肉食主义”的饮食习惯还是延续了下来。

2）筷子刀叉之间的对话：我们再从东、西方人吃饭的工具这个细节看一下东西方饮食结构的不同。

筷子说：我是东方人吃饭的工具，东方人食物以植物类食物为主。

以中国、日本、韩国为代表的东方国家的人们吃饭主要是靠筷子，这与他们饮食结构以素食、植物类食物为主有密切关系。

筷子就是两根小细棒，在西方人看来，这两个小棒很神奇，能以不变应万变，对付所有的食物特别是植物类食物。

古时候筷子不叫筷子，而叫“箸”，箸有帮助的意思，即帮助吃饭的工具。李白有诗“停杯投箸不能食”，指的就是筷子。但后来为什么又改叫筷子呢？据说与古代江南的船家有关系。江南地区，水网遍布，所以很多人以行船为生。在行船过程中要吃饭，也离不开这个箸，但箸和住同音，行船的人忌翻、讳住，就替它改了个名，叫快，也就是让船走得快一些。由于筷子可用竹子制作，因此就加上竹头，就成了“筷子”了。

刀叉说：我是西方人吃饭的工具，西方人食物以动物类食物为主。

以美国、英国、德国为代表的西方国家的人们吃饭用的是刀和叉，这和他们的游牧习性以及饮食结构以肉食、动物类食物为主是分不开的。

游牧民族经常要为争一块地和其他部落作战，他们吃东西很匆忙，食物又是以肉食为主，常是整块。那么怎么把这个食物吃到嘴里呢？手边常有的工具就是刀，用刀将肉割下来，送入口中。等他们有了安定的生活后，还是用刀作为吃饭时的工具。但慢慢地也发现用刀有不方便的地方了，用刀割了肉以后直接送入口中，不是很安全，而且也不够文雅，于是就产生了叉。一开始是两头的叉，慢慢又有了三头的，以至于更多。叉不能单独使用，必须用刀在前，用叉在后。刀叉配套使用，不超过500年的历史。

3）东、西方饮食孰优孰劣：东、西方人们的饮食结构有较大差异，东方以植物类食物为主，西方以动物类食物为主。那么哪种饮食模式好呢？

东方“素食模式”与豆类的平衡：“素食模式”的饮食有个缺点，就是脂肪和蛋白类食物摄入较少，有可能造成蛋白质缺乏、营养不良，引起劳动力下降。

不过，在东方的素食文化中，却暗藏着一种巧妙的平衡，那就是以大豆为代表的豆类食物在食物结构中占有重要的比重。豆类是五谷之一，在中国的饮食中占有重要席位。大豆的蛋白质含量丰富，而且钙的含量也不少，可为人们提供良好而且是廉价的营养来源。

西方“肉食主义”与现代文明病：“肉食主义”的饮食中，蛋白质、脂肪类食物很充足，营养丰富，热量较高，劳动力能得以提高。流学病学研究发现，这种饮食结构与肥胖、心脑血管疾病、糖尿病和肿瘤等现代文明病的发病率高有密切关系。

东方素食为主的饮食模式优越性较大：因为东方人口太多，吃饭的问题只能靠廉价的谷类与豆类食物来解决，并不是人们不想吃肉类食物。但正是这种素食模式给中国以及亚洲地区的东方人带来了深远的健康影响。流行病学调查发现，在日本、中国等以素食为主，又大量食用豆类食物的地区，不仅胃肠病发病率低，而且癌症、心血管疾病的发病率也较低。

现在生活条件好了，中国大部分的人可以自由选择食物，城市居民的饮食结构已经逐渐西化，也就是肉类、奶类的食用量在增加，高油、高糖、高脂的东西吃的越来越多，相应的在疾病谱上也有很大的变化，不但胃肠病高发，同时以前发病率很低的心脑血管疾病近年来一直在逐年增加。

我们要保持东方人素食为主的饮食模式，恢复传统优秀的饮食结构，这对维护健康、防治胃肠病有积极意义。

（2）《黄帝内经》提倡的饮食结构

健康生活方式中，饮食生活方式是重要的组成部分，《黄帝内经》提出的论点是“食饮有节”。食饮有节，包含两层意思，一是饮食要节制，量要适度，既不可过饱，也不可过饥。例如，《素问·痹论》说“饮食自倍，肠胃乃伤”，《素问·生气通天论》说“因而饱食，……肠澼为痔”，《灵枢·五味》言“故谷不入，半日则气衰，一日则气少矣”。二是饮食要调节，即运用食物来调节人体阴阳，以平为期。在这两层意思中，调节阴阳、保持人体阴阳平衡的健康状态是“食饮有节”的精神实质。

关于饮食结构，《素问·脏气法时论》明确提出：“五谷为养，五果为助，五畜为益，五菜为充。气味合而服之，以补精益气。此五者，有辛酸甘苦咸，各有所利，或散或收，或缓或急，或坚或软，四时五脏，病随五味所宜也。”这本是从中医学的角度论述怎样通过饮食以疗疾治病的，但实质上，这里的“养”“助”“益”“充”讲的就是中国人的传统饮食结构。

《黄帝内经》提出的饮食结构的科学性在于它既符合中国人养生健身的总体营养要求，也符合现代营养学的理论与实践，也就是说任何单一的食物都不可能维持人体的健康，而合理搭配、营养全面才是保证人体生长发育和健康长寿的必要条件。这一食物结构不仅使中华民族得以生存和发展，而且还避免了许多现代文明病的发生，为中外营养学家所称道。2005年，时任国家卫生部副部长王陇德，针对中国人疾病谱变化的情况与“文明病”高发的现状，指出：“中国人当前的饮食习惯必须尽快来一场彻底的革命，恢复原有的（传统的）健康膳食结构，增加身体必需的食物种类。”

1）“五谷为养——保养生命：古代所指的“五谷”，有多种不同说法，如粳米、小豆、麦（主要指小麦）、大豆、黄黍（黄米、糯小米），稻（稻谷，去壳为大米；一说麻，即大麻子）、黍（黍子，去壳为黄米）、稷（谷子，去壳为小米）、麦、菽（主要指大豆）等。这里需要说明的是，五谷并不是说只有5种谷物，这里的“五”泛指所有的谷物粮食，所列的5种谷物，是从气味、性味的角度列举的代表品种，如《素问·脏气法时论》说：“甘，粳米；酸，小豆；苦，麦；咸，大豆；辛，黄黍。”根据现代营养学的最新观点，薯类也可归于粮食之列。一般认为，稻米、小麦粉属细粮；除稻米、小麦粉以外的其他粮食为粗杂粮。五谷养生不仅指细粮，也包括粗粮，尤其是不可缺少豆类。

“五谷为养”意指五谷有保养生命的作用，五谷是养生的保证与根本。《素问·平人气象论》明确指出：“人以水谷为本，故人绝水谷则死。”

谷物营养素比较全面，方便被消化吸收。人体正常生理活动、生长发育和体力活动所需要的主要热能来源是碳水化合物，而谷物是含碳水化合物最多的食物，是供给机体热量的最主要来源，能够在人体内迅速氧化分解，短时间内产生大量热能，其分解物无毒性且容易直接排出体外。同时，谷物也是植物蛋白质、B族维生素的重要来源，并且含有一定量的膳食纤维和维生素E。

谷物所缺营养易用其他食物补充。例如，脂肪是供热量比较多的营养素，谷物含脂肪少，可以补充一定的动物性食物，而谷物含糖类成分多，可帮助脂肪氧化而产生热量。如果以动物性食物为主，则因缺乏糖，影响脂肪氧化产生热量而产生酮体，酮体过多会引起体内中毒。

此外，谷物经过干燥处理后可以长期保存而不变质，既保障了食物安全，又便于储存而保障食物供应。

我国传统上将食物划分为主食、副食，并形成以谷物为主食的饮食结构。五谷为养在中国传统饮食结构中的具体体现是：以主食为主，粗细粮合理搭配。

五谷之中小米营养价值最高

古人认为，五谷是保养生命的。因为五谷都是种子，种子是有生命力的，只要把种子种入土中，在特定条件下，它就能生根发芽，所以古人的经验是人类要想健康长寿就应该多吃种子、多吃五谷。

五谷之中小米的营养价值最高。据研究，小米的淀粉含量高，蛋白质的质量常优于小麦、稻米和玉米，同时还有防治消化不良的作用，从保养生命和长寿角度来看，吃小米的效果是最好的。所以人们想要健康长寿，就应该在多品种饮食的基础上多吃小米饭、多喝小米粥，比如病后体虚、产后体虚、感冒后体虚都可以喝小米粥。

2）**“五菜为充”——充养生命**：古代的“五菜”是指葵、藿、薤、韭、葱。《素问·脏气法时论》说：“甘，葵；酸，韭；苦，薤；咸，藿（豆叶）；辛，葱。”“五菜”是从性味的角度列举蔬菜的代表，泛指各种蔬菜。

“五菜为充”意指五菜有充养生命的作用，五菜能弥补和补充五谷的营养不足。

五菜（即蔬菜）主要给人体提供丰富的维生素、膳食纤维和多种矿物质，有充养生命、补充五谷营养不足的作用。蔬菜是维生素B_2、维生素C和胡萝卜素的重要来源。蔬菜的胡萝卜素含量与颜色有关，凡深绿色叶菜和橙黄色菜都有较多的胡萝卜素。各种蔬菜都含有膳食纤维，而膳食纤维有预防便秘与肠道疾病的作用。蔬菜还是钙、磷、钾、镁和微量元素如铁、铜、碘、钼、锰、氟的重要来源。蔬菜所含碱性元素对维持体内酸碱平衡必不可少，但由于含有草酸，所以蔬菜钙、铁的吸收率不高。

蔬菜的营养成分不全面，人体所需要的蛋白质、脂肪、碳水化合物等宏量元素不能从蔬菜中得到满足。食物短缺的时候，蔬菜能起到充饥的作用，但食用蔬菜比重过大，甚至以蔬菜为主食，会造成人体热能不足、营养不良。

我国传统饮食结构中将蔬菜划归副食范畴，在正常的情况下，蔬菜所发挥的是补充作用。以五谷为主，以五菜为辅，就可以充实人体的胃腑，产生饱腹感，消除饥饿感。从营养角度讲，蔬菜基本能够满足人的生存需要，但只吃蔬菜对人的体格和体能还是有影响的，当人的热能消耗量较大时，这种影响比较明显。

蔬菜有疏通的作用

蔬菜的“蔬”字，由“疏”和“艹”组成，“疏”有疏通管道、疏通水道、疏通血管的含义。所以多吃蔬菜不仅能补充维生素等微量元素，而且能排毒解毒、疏通血管，如芹菜、青菜、白菜等有排毒解毒的作用，茄子、洋葱、大蒜等有疏通血管、软化血管的作用。因此对于胃肠道积食、宿便堆积或患有代谢障碍性疾病（如糖尿病、脂肪肝、冠心病、脑血栓）等病症者，多吃蔬菜有助于排除体内的代谢废物。

3）“五畜为益”——补益生命：古代的“五畜”是指牛、犬、羊、豕（猪）、鸡。《素问·脏气法时论》说：“甘，牛肉；酸，犬肉；苦，羊肉；咸，豕肉（猪肉）；辛，鸡肉。”畜是从性味的角度列举动物性食品的代表，泛指多种动物性食品，如畜、禽、鱼、奶食品。另外，“五畜”加上马，就是人们常说的“六畜”，是人类为了经济或其他目的而驯养的动物，成语“六畜兴旺”则代表家族人丁兴旺、吉祥美好。

五畜曾经是我国先民的主食，在古籍中有许多关于主食演变的记载。《新语·道基篇》说："民人食肉、饮血、被毛，至于神农，以为行虫走兽难以养民，乃求可食之物，尝百草之实，察酸苦之味，教民食五谷。"《淮南子·修务训》说："古者民茹草饮水，采果木之实，食蠃蛖之肉，时多疾病毒伤之害，于是神农乃始教民播种五谷。"这表明，神农之前的采集狩猎时代，人们吃飞禽走兽、野果蔬菜。由于食物不足、疾病毒伤，神农开辟新的食物来源，教民播种五谷，以五谷为食，于是产生了农耕文化和农业文明，从此，主食由五畜演变为五谷。

"五畜为益"意指五畜等动物类食品有滋益生命的作用。畜、禽、鱼、蛋、奶在中医称为"血肉有情之品"，能补益精血、滋益形体，有补充和增进主食营养不足的作用。

畜、禽、鱼、蛋、奶食品均属于动物性食物，不仅含有丰富的蛋白质、脂肪、无机盐和维生素，而且蛋白质的质量高，属优质蛋白。动物类食品蛋白质的氨基酸组成基本相同，含有人体8种必需氨基酸，并且含量都比较充足，比例也接近人体的需要，具有很高的生物价，属于优质蛋白，如畜、禽、鱼肉的生物价为80左右，奶类的生物价为85，蛋类的生物价高达94。各种动物类食品所含的脂类物质不完全一样，但一般来说，饱和脂肪酸和胆固醇的含量都比较高。鱼、蛋、奶的脂肪主要由不饱和脂肪酸组成，容易被人体吸收利用；蛋黄中含有大量的卵磷脂、脑磷脂和神经鞘磷脂，这些成分是人脑及神经组织发育生长所必需的营养物质。畜、禽肉中胆固醇的含量依肥度和器官不同有很大的差别，肥肉、内脏胆固醇含量较高；蛋黄中也含有很高的胆固醇。畜肉、蛋类是铁和磷的良好来源；鱼类是钙的良好来源；奶类除含有钙、磷、镁、钾、钠、硫等外，还含有锌、锰等微量元素。畜、禽肉及内脏所含的B族维生素比较多；鱼类也是B族维生素的良好来源，海产鱼类的肝所含的维生素A和D极为丰富；蛋黄含有丰富的维生素A、维生素D、硫胺素、核黄素，蛋清含有较多的核黄素；牛奶含有人体所需的多种维生素，如维生素A、B_1、B_2、C。

五畜等动物类食品的营养成分不全面，人体所需要的碳水化合物以及膳食纤维和部分维生素、矿物质不能从动物类食品中得到满足，因此五畜等动物类食品的作用是补益精血、滋益形体。

五畜等动物类食品食用过量，蛋白质和脂肪超过人体的需要量，就会导致疾病。摄取超过需要的蛋白质，代谢后会在人体的组织里残留很多有毒的残余物，进而引起自体中毒；动物类脂肪多为饱和脂肪酸，摄取过多会造成沉积，不仅易患动脉硬化，也会阻碍血液循环，致使供给细胞的氧气减少，增加发生癌症的可能。

我国传统饮食结构中将五畜等动物类食品划归副食范畴，在正常的情况下，五畜所发挥的是补益、滋益作用。以五谷为主，以五畜为辅，在五谷为主食的基础上，适当食用一些动物类食品，能使人的精血充盈、形体强壮、体能充沛。人体需要量与热能消耗量密切相关，五畜等动物类食品的补益要达到供给与热能消耗的平衡。但一定要注意动物类食品的摄入不能超过人体需要量。

4）“五果为助”——资助生命：古代的“五果”是指桃、李、杏、栗、枣。《素问·脏气法时论》说：“甘，枣；酸，李；苦，杏；咸，栗；辛，桃。”“五果”是从性味的角度列举果品的代表，泛指各种干鲜果品。

“五果为助”意指五果等果品有资助生命的作用，五果能补充和资助五谷的营养不足。

干鲜果品中含有人体所需的水分及糖类、维生素、矿物质、膳食纤维等营养成分，其中一些人体必需的营养成分还是其他食物所缺乏的。因此，食用果类可满足人体不同的需要，有资助生命的作用。果品含糖的种类很多，有葡萄糖、果糖、蔗糖、淀粉等，前两种糖可直接为人体吸收利用，产生热量。果品也是维生素的重要来源，人体饮食中约有90%的维生素来源于果品和蔬菜。果品中含有丰富的维生素C、B族维生素和胡萝卜素，这些物质对于生长发育、预防疾病起着非常重要的作用。果品中果酸的种类很多，主要有柠檬酸、酒石酸和苹果酸。果酸能够促进食欲，帮助消化，有些果酸还可以阻止糖类转化为脂肪，对于减肥具有一定意义。水果中的果胶可以帮助机体排除多余的胆固醇，对预防心血管病大有裨益。果品含有较多的矿物质，有助于维持体内的酸碱平衡。果品含有纤维素、半纤维素、果胶，能促进肠蠕动，有助于体内废物及有毒物质的排泄，对预防便秘和肠道疾病有一定作用。

果品所含的一些营养成分，人体需要量不大，摄入过多则对人体有害。例如，食用过多的果糖会引起人体缺铜，导致血清胆固醇增高而引起冠心病。果品所含的营养成分，有的比例不适当，食用过多会加剧比例失调，打破体内营养素平衡。例如，苹果中所含钾是钠的25～100倍，钾与钠的比例过于悬殊，多食不利与心脏和肾的健康。

我国传统饮食结构中以五谷为主，以五菜、五畜为辅，在五谷为主食、五菜和五畜为副食的基础上，适当的食用一些果品，从中吸收微量元素和维生素，有助于人体健康。但食用果品不可过量，每次食用量要少，并且经常更换不同的果品，做到量少而品种多。

水果不可过食

有的人认为，水果美味可口，有益健康，多吃一点也无妨。实际上，过量吃水果对健康是有害的。

水果有寒热之性，过食容易损害健康，患有胃肠病的患者或脾胃消化功能弱的朋友更宜注意。例如，胃寒证不宜多吃寒性的梨和西瓜，否则容易加重或发生胃痛、腹泻；胃热证不宜多吃橘子和荔枝，不然容易加重或发生大便秘结、口舌生疮；脾胃寒湿证不宜吃太多太甜的水果，否则甘甜容易令人中满、生湿，加重或发生食欲不振、胃胀腹胀、腹泻拉肚。

中国人传统的食物结构注意了谷、菜、肉、果的搭配，但这只是一个外在的要求，《黄帝内经》揭示其精髓是“合而服之”“五味调和”。

“合而服之”全称是“气味合而服之”。气指“四气”，即饮食所具有的寒、热、温、凉4种性质；味指“五味”，即食物所具有的酸、苦、甘、辛、咸5种味道。“合而服之”“五味调和”，要求以食物的性质与味道为依据进行谷、菜、肉、果的合理搭配，而不是随意搭配。

饮食五味可充养人体五脏之气，不同的味作用于不同的人体器官，《素问·五脏别论》说：“胃者，水谷之海，六腑之大源也，五味入口，藏于胃，以养五脏气。”“五味所入：酸入肝，辛入肺，苦入心，甘入脾，咸入肾，……是谓五入。”味有散、收、缓、坚、软5种基本功能，对人体生理活动起着重要作用。《素问·脏气法时论》说：“辛散，酸收，甘缓，苦坚，咸软。”味可养人，也可伤人，五味不调，偏嗜五味，导致饮食五味太过就会损伤人体。《素问・生气通天论》说：“阴之所生，本在五味，阴之五宫，伤在五味。是故味过于酸，肝气以津，脾气乃绝。味过于咸，大骨气劳，短肌、心气抑。味过于甘，心气喘满，色黑，肾气不衡。味过于苦，脾气不濡，胃气乃厚。味过于辛，筋脉沮弛，精神乃央。”因此，古人提出“谨和五味”的养生法则。五味调和才能保障人体健康，才能享有天赋的寿命。《素问·生气通天论》说:“是故谨和五味，骨正筋柔，气血以流，腠理以密，如是则骨气以精，谨道如法，长有天命。”

现今社会上，人们对中国传统饮食结构的研究和传播中，大多忽略了食物的食性，放弃了五味调和的根本功能，在引述《黄帝内经》的饮食结构论述时，只引用“五谷为养、五菜为充、五畜为益、五果为助”，而丢掉了“气味和而服之”“五味调和”这一实质性、精髓性的要求。这种抽掉了实质、缺乏了精髓的不完整的饮食结构，即使做到了谷、菜、肉、果的搭配，保障了食物多样、品种齐全、比例适当，也可能由于食性、食味不符合甚至违背人体的需要，不利身体，甚至伤害身体，出现《黄帝内经》所分析的“饮食所伤”的各种状况。

我国传统医学和养生学，讲究从四气五味分析食物的作用。以四气五味为核心所建立的性味归经理论，是中药学的基础理论，饮食养生学也根据食物的性味归经来调节人体阴阳，滋养五脏六腑和预防疾病。

归经

归，即归属，指药物、食物作用的归属；经，即人体的脏腑经络。归经，指药物、食物作用的定位，就是把药物、食物的作用与人体的脏腑经络密切联系起来，以说明药物、食物作用对机体某部分的选择性，从而为临床治病、养生选择药物、食物提供依据。例如小麦、绿豆、赤豆、西瓜、莲子、龙眼等归于心经，有养心安神的功效；大米、小米、大豆、薏苡仁、山楂、苹果、大枣等归于脾经，有健脾益胃的功效。

（3）饮食的四气、五味与胃肠病

人每天都需要吃饭喝水。从古至今，中国人对吃喝问题都很讲究，但多数人重视的是食物的营养价值和色、香、味，很少有人研究饮食的“四气”和“五味”。中医学认为：药物有“四气”“五味”之分，食物同样也有“四气”和“五味”，饮食的气和味的特点和作用不同，因此各种饮食对人体的影响不同。《素问·六节藏象论》说：“五味入口，藏于肠胃，味有所藏，以养五气，气和而生，津液相成，神乃自生。”这段话告诉我们，不论什么气味的饮食，要发挥对人的益处，首先得通过口腔进入胃肠道，经过胃肠道的消化和吸收，或者从中医学来讲，经过脾胃的运化最终才能输送到五脏六腑，发挥其对人体的作用。同时也说明，饮食五味对人体的生命活动是不可缺少的。但是我们还必须要思考一个问题，饮食的寒、热、温、凉和酸、苦、甘、辛、咸直接和胃肠接触，不可避免地会对胃肠道的功能造成损伤，引起胃肠道疾病。所以《灵枢·五味篇》又说：“五味入于口也，各有所走，各有所病。酸走筋，多食之，令人癃……甘走肉，多食之，令人悗心。”这里指明五味各有所适，但又不可太过，太过则会引起发病，并且明确指出，甜食吃得太多就会令人悗心、脘腹胀满，从而引起消化不良和胃肠病。

1）**四气**：所谓“四气”，即指饮食具有的寒、热、温、凉4种性质。其中寒与凉、热与温，仅是程度上的不同，即凉次于寒，温次于热，着重在于寒与热的区别。另有不寒不热、不温不凉的饮食物，又属于平性。因此，简单讲饮食只有寒、热、平3种性质。

中医治病有“热者清之”“寒者温之”两大原则，即治疗口干口渴、心烦燥热、大便燥结、舌红苔黄等热证，须用寒凉性的药物以清除之；治疗口淡不渴、肢凉怕冷、大便清稀、舌淡苔白等寒证，须用温热性的药物以温壮之。日常饮食物的运用，也是如此。

寒凉食物：大多具有生津解渴、清热泻火、解毒消炎等作用，适用于夏季气候炎热所致汗多口渴，或平时体质偏热的人，以及急性热病、炎症、热毒疮疡等证。例如，西瓜能清热祛暑、除烦解渴，有“天生白虎汤”之美称。绿豆能清热解毒，患疮疡热毒者宜多选用之。其他如生梨、甘蔗、芦根、荸荠、生藕等，都有清热生津解渴作用。清代医学家吴鞠通《温病条辨》的五汁饮，就用这几味捣取新鲜汁液和匀服用，治疗温热病热盛伤律、口中燥渴之证，效用甚佳。民间夏月老百姓喜欢的酸梅汤、薄荷绿豆汤、糖醋拌黄瓜，以及棒冰、雪糕、冰激凌等，都是取其寒凉生津、清热、解毒的作用。

温热食物：大多具有振奋阳气、驱散寒邪、通脉止痛等作用，适用于秋冬季节气候寒凉所致肢凉、怕冷，或体质偏寒的人，以及脘腹冷痛等病证。例如，生姜、葱白二味煎汤服之，能发散风寒，可治疗风寒感冒；生姜红糖茶温散寒邪，既可治淋雨受凉，又可治胃寒冷痛呕吐。妇女痛经喜温喜按者，于上方中加入艾叶3~5片煎服，能调经祛寒止痛。其他如胡椒粉能散寒止痛，又可治肺寒咳喘。茴香、桂皮其气芳香，既可温中理气，又能治疝气寒痛。还有像韭菜炒猪肾能治肾虚腰痛，当归生姜羊肉汤能治产后血虚血寒证等，皆取其温热助阳、散寒、止痛之功。

平性食物：大多能健脾、和胃，并有调补作用，常用于脾胃不和、体力衰弱之人。例如，扁豆能健脾止泻，可治脾虚泄泻、体弱无力之证。山药、南瓜能治消渴（糖尿病），既可充饥，又能疗疾。薏苡仁能健脾渗湿，常用治脚气、水肿、湿疹与肢体痿弱、痹痛等病证。黄豆、花生仁均饱含油脂，煮食能润肠通便，为慢性便秘者最佳食疗方法。用米煮粥浮在上面的一层衣皮，名曰“粥衣”，前人有“天然人参汤”之比喻，有很好的固精、养神、强壮作用，对身体衰弱的人是一良方。

上述平性食物，无偏胜之弊，应用很少顾忌。对寒凉食物与温热食物而言，作用恰好相反，正常人亦不宜过多偏食。如是身体消瘦、大便秘结、舌红口干的阴虚内热之人，忌温热性食物；若是神疲乏力、肢凉怕冷、舌淡苔白的阳虚内寒的人，忌寒凉性食物。讲究饮食必须这样考虑。如有违反，益增其偏，反而会加重病情，需特别注意。

饮食的寒、热、温、凉4种性质与胃肠病的防治密切相关。一般来说，胃肠功能的正常发挥主要依赖脾胃阳气（即西医讲的胃肠动力），所以对于健康人来说，日常饮食应该以温热的饮食为主，不适合太凉或太热的饮食。根据中医理论，过食寒凉饮食会损伤脾胃阳气，容易得虚寒或寒湿性胃肠病，过食太热饮食又会伤阴或者引发胃肠实热证。《黄帝内经》说“生病起于过用”，讲的就是这个道理。因此，日常生活中要防治胃肠病，有一些饮食是要高度重视的，比如冰镇冷饮、生冷瓜果、凉菜凉饭或者麻辣火锅、串串香、烧烤等都应该不吃或者少吃，如此才能使阴阳平衡，阳气不受损伤，阴津不受耗伤脾胃强健，才能预防胃肠病或减轻胃肠病的症状。

2）**五味**：所谓“五味”，即指饮食所具有的酸、苦、甘、辛、咸5种味道。另外有淡与涩两种味道，古人认为“淡味从甘，涩味从酸”，故未将其单独列出来，统以“五味”称之。饮食物的味道不同，其作用自有区别。《本草备要》指出：“凡酸者，能收，能涩。苦者，能泻，能燥，能坚。甘者，能补，能缓。辛者，能散，能横行。咸者，能下，能软坚。”这是指药物五味的作用，日常饮食的运用，也是如此。

酸味食物：具有收敛、固涩、安蛔等作用。例如，碧桃干能收敛止汗，可治疗自汗、盗汗；石榴皮能涩肠止泻，可治疗慢性泄泻；醋、乌梅有安蛔之功，可治疗胆道蛔虫症等。

苦味食物：具有清热、泻火等作用。例如，莲子芯能清心泻火、安神助眠，可治疗心火旺盛的失眠、烦躁之证；茶叶能清心提神、消食止泻、解渴利尿、轻身明目，为饮料中的佳品，也可治疗头昏头痛、伤食积食、口渴尿急、身痛目暗等证；苦瓜能泻热降火、健脾开胃，可治疗口苦口臭、胃中灼痛、大便干燥等胃肠燥热证。

甘味食物：即甘甜的食物，具有调养滋补、缓解痉挛等作用。例如，红枣能补血、养心神，配合甘草、小麦为甘麦大枣汤，可治疗癔症或围绝经期综合征所致悲伤欲哭、情绪急躁等症；蜂蜜、饴糖均为滋补之品，前者尤擅润肺、润肠，后者侧重补脾胃之气、解筋脉痉挛，可分别选用。

辛味食物：即辛辣味、辛香味的食物，具有发散风寒、行气止痛等作用。例如，葱姜汤能散风祛寒，可治风寒感冒；芫荽可透发疹痘，用于麻疹、水痘等发热、疹痘出之不畅病证的调治；胡椒能祛寒止痛，可治寒性胃痛腹痛；茴香能理气，可治疝气疼痛；橘皮能化痰和胃，可治食欲不振、恶心呕吐、胃胀腹胀；金橘能疏肝解郁，可治情绪郁闷烦躁。

咸味食物：具有软坚散结、滋阴潜降等作用。例如，海蜇能软坚化痰，海带、海藻能消瘿瘤、散结气，常用于治甲状腺肿。每天早晨喝一碗淡盐汤，对治疗习惯性便秘有润降之功。

饮食的酸、苦、甘、辛、咸五种味道与胃肠病的防治密切相关。《灵枢·刺法》说："欲令脾气无滞，……食无太酸，……宜甘。"中医学认为，一般来讲，甘味入脾，适当吃些甜食对强健脾胃、保证胃肠消化功能是有好处的，但因为甜食有滋腻碍胃的作用，所以如果过多食用会影响脾胃的运化功能，引发胃肠病或加重胃肠病症状。另外，胃肠病患者不宜多食酸味食物，否则酸味太多会增强肝气，肝气偏亢又会引起脾胃消化功能虚衰，也会引发胃肠病或加重胃肠病症状。

（4）饮食的营养结构与胃肠病：食物及其营养除保证人体生理需求之外，还能提高机体对疾病和外界有害因素的抵抗力，从而达到少生疾病、延年益寿的保健养生作用。无数事实证明，营养不良不仅影响人体健康，而且影响胃肠功能，从而引起一些胃肠病。

1）高脂饮食与胃肠病：高脂肪饮食一般不容易消化，所以日常生活中如果摄入过多的高脂肪饮食，会抑制胃排空，增加胃与食管反流，甚至会引发食管炎、胃炎和胃溃疡。高脂肪饮食还与直肠炎发病密切相关，这是因为高脂肪饮食可使胆汁分泌增多，促进肠道细菌生长，而胆汁中的胆醇、胆盐在厌氧菌作用下，可使脱氧胆酸和石胆酸等致炎物增加，从而促进直肠炎发病。

2）膳食纤维与胃肠病：膳食纤维即存在于谷物杂粮、蔬菜和水果等食物中的纤维素。大量事实证明，适当增加膳食纤维的摄取有增进健康，预防便秘、痔疮、结肠癌等疾病的作用。如果饮食过分精细，纤维素成分含量过少而脂肪、蛋白质含量过多，易致便秘发生，而便秘则可使肠内容物通过时间延迟，使致癌物质容易在肠内发生致癌作用，长此以往则会发生结肠癌。

3）饮食营养与肿瘤病：胃肠道的恶性肿瘤与食物中的致癌物质关系至为密切。例如，霉变物质、熏肉、烫食、不洁水源的水以及盐渍食品等是胃癌的危险因素，而黄绿色蔬菜中含有大量维生素C，可抑制癌细胞的繁殖，有一定的抗癌作用。食品单调，缺少新鲜蔬菜和水果，多食发霉食物以及霉菌多的蔬菜、酸菜，可使食管癌的发病率增加。流行病学调查发现，结肠癌与摄入脂肪过多、膳食纤维过少、维生素不足的食物有一定关系。

4）胃肠病与营养不良： 胃肠炎症、溃疡病等疾病致使胃肠黏膜发生炎症、糜烂、溃疡等病理改变，可使大量蛋白质渗入肠道而丢失，导致水肿和低蛋白血症。厌食症可导致明显的营养障碍，使血浆白蛋白、维生素偏低，并有可能出现低血钾及低氯性碱中毒等。吸收不良综合征，使脂肪、蛋白质、电解质、维生素的吸收发生障碍，引起营养不良。胃肠道恶性肿瘤，由于进食障碍、食欲不振、恶心呕吐及肿瘤的消耗，可使营养明显缺乏，出现极度消瘦、眼窝深陷、皮肤干燥松弛等恶病质表现。

2. 起居习惯与胃肠病

（1）科学安排生活作息不得胃肠病： 习惯决定健康，很多胃肠病都是由于平时饮食和生活习惯不规律而导致的，了解这方面知识有助于我们防治胃肠病。

"日出而作，日落而息"是中国人千百年来长期沿用的生活起居作息习惯。从前，农民平常黎明下地干活，上山砍柴多为五更起身。每天干活分三次：早上干一歇活；上午为前晌，干两歇活；下午为后晌，干三歇活。平原地带农民早饭后干三歇活，下午干四歇活，故有"后四前三，早上一袋烟"以及"日头上树，家家喝糊涂（汤面条）""日头顶头，回家捞稠""日头落西，回家喝稀"的俗语。

农历三月中旬，农民午饭后有午休习惯，俗为"歇晌"。春耕整地或春播抢种之时，早饭或午饭送到田间地头。夏收秋种的农忙季节，起五更，睡半夜，不歇晌，顶烈日，冒酷暑，急赶农活，变正常作息为非常作息。农闲时，男人早起拾粪，白天扫树叶、垫圈积肥。农村妇女黑天半夜纺花，五更起床织布，农忙时还要送饭到田里，中午"男子打盹，女人喂食"，要拌食喂猪喂鸡。通过这些描述，我们可以看到，历史上中国属于农业国，人们的生活起居与作息规律必然是为发展好农业而服务，时间长了便形成了中国人特有的生活习惯。

近30年来，随着中国人生活水平的提高，中国人的饮食习惯和生活方式发生了天翻地覆的变化，饮食的变化、运动的减少、吸烟率居高不下、喝酒没有节制、熬夜已成常规以及其他一些高危行为，都在将健康危机推至一个史无前例的程度。2005年，时任国家卫生部王陇德副部长发表讲话指出："中国人当前的饮食习惯必须尽快来一场彻底的革命，恢复原有的健康膳食结构。"《中共中央国务院关于加强青少年体育增强青少年体质的意见》提出：从现在起要培养青少年良好的体育锻炼习惯和健康的生活方式。

从起居习惯来看，中国人现在几乎不再是"日出而作，日落而息"，大多数中国人为了生计和养育儿女，把自己的起居习惯变成了"早出晚归加熬夜"；从饮食习惯来看，从"五谷为养"改变成了"肉食为主"；从运动习惯来看，从过去的"勤劳致富"，改成了"网上QQ和种菜"；从养生习惯来看，从《黄帝内经》提出的"恬惔虚无，真气从之"，改成了"高精神压力生活"……如此中国人不仅体重超标或过度肥胖以及心脑血管病、糖尿病、脂肪肝、肿瘤等"富贵病"越来越多，而且便秘、溃疡病、慢性胃炎、溃疡性结肠炎、肠易激综合征等胃肠病也层出不穷。所以要科学安排日常生活、起居作息，才能做到不得、少得胃肠病。

1）**定时睡眠，不乱加餐**：中医学有"胃不和则卧不安"的说法，就是说胃肠功能紊乱有可能引起失眠。反过来说，睡眠不好，也会影响胃肠功能，比如，很多人都有这样的体会，前一天晚上失眠，第二天往往就没有食欲。

保护胃肠、预防胃肠病，需注意以下两点：

作息规律，优质睡眠：一般，一天应有7～9小时的睡眠时间，幼儿、少年增加1～3小时睡眠，老年人减少1～3小时睡眠。具体来说，新生儿20小时左右，婴儿14～15小时，学前儿童12小时左右，小学生10小时左右，中学生9小时左右，大学生8小时左右，成年人8小时左右，老年人6～7小时。最佳睡眠时间应是晚上10点至凌晨6点，老年人可调整为晚上9点至凌晨5点，儿童可调整为晚上8点至凌晨6点。睡眠质量的具体要求是：①上床半小时内即能入睡；②整夜不醒或只醒一次，不是间断多醒或是早醒；③不梦或少梦，不是多梦或噩梦；④睡眠深沉，不是似睡非睡，或易受环境干扰而惊醒。睡眠宜追求质量，而非数量：睡眠时间一般应维持7～9小时，但不一定强求，应视个体差异而定。入睡快而睡眠深、一般无梦或少梦者，睡上6小时即可完全恢复精力、体力；入睡慢而浅睡眠多、常多梦噩梦者，即使睡上10小时，仍难神清气爽、恢复体力，应通过各种治疗获得有效睡眠，单纯延长睡眠时间对身体有害。

定时吃饭，不乱加餐：是保护脾胃、防治胃肠病的保健方法，也是饮食养生的重要原则之一。中医学认为，人体的阴阳气血在一天之内随昼夜变化而盛衰各有不同，也就是说白昼阳气旺盛、精力充沛，新陈代谢也旺盛，需要的营养供给较多，故饮食量宜大；夜晚阳衰阴盛、身体困倦，一般要安卧入寝、需要的营养供给较少，故饮食量略小。所以，我国传统的习惯是一天早、中、晚三餐，并且是“早饭宜好，中饭宜饱，晚饭宜少”。按照固定的时间有规律地进食，可保证脾胃消化吸收作用与胃肠功能正常，而脾胃与胃肠协调配合，有张有弛，饮食在体内才能有条不紊地被消化、吸收并输布于全身。随时吃饭、胡乱加餐有以下坏处：①经常在半夜吃夜宵，使得胃肠得不到充分休息，久之会引起胃肠功能紊乱；夜宵长时间停留在胃中，会促进胃液分泌，长此以往可导致胃黏膜糜烂、溃疡，发生胃肠病。②经常在半夜吃夜宵，胡乱加餐，易患肥胖症。国外有人通过实验观察发现，夜间食用碳水化合物易储存，而早晨进食则易分解，其原因是因为体内糖异生与糖酵解两个生化过程各在一天的不同时间占优势，前者在夜间，后者在早晨。因此，半夜加餐易患肥胖症。③中医学有“胃不和则卧不安”的说法。胡乱加餐，尤其是经常在半夜吃夜宵，会致使胃肠功能紊乱而导致胃气失和，胃气失和又有可能引起心神不安而引发失眠症。

2）因时制宜，避免虚邪：需注意以下三点：

虚邪贼风，避之有时：《素问·上古天真论》说：“虚邪贼风，避之有时”。胃肠病的发生与季节更替、气温变化密切相关，所以在日常生活中应做到因时制宜，趋暖而避寒，避免虚邪侵犯，引发胃肠病。

季节更替，注意保暖：秋、冬寒冷季节和冬春、秋冬季节更替、气温悬殊时期，人体受到冷空气刺激，血液中的化学成分组胺酸增多，胃酸分泌增加，胃肠也会发生痉挛性收缩，致使身体抵抗力和适应性随之降低，许多胃肠病，如慢性胃炎、慢性肠炎、消化性溃疡和肠易激综合征、功能性消化不良等容易复发或加重。此时患者须注意保暖，避免虚邪侵犯。保暖的要点是要保证脚、腿、后腰、小腹部不能受凉。

敏感秋季，尤宜保养：秋季是胃肠病发病的高峰季节、敏感时期，除季节、气温原因外，还有饮食问题、水土问题和人体自身问题等原因。例如秋季适逢中秋、国庆等重要节假日，饮食方面以月饼为代表的油脂类、水果为代表的生冷类食物消费量大增，而这些食物或增加胃肠负担，或产生刺激作用；与此同时，节日期间一些正常的生活规律被打乱，“饥一顿，饱一顿；冷一顿，热一顿”也会经常出现，易影响胃肠健康，引发胃肠病。秋季是旅游黄金季节，畅游奇山秀水、名胜古迹固然令人心旷神怡，但由于各地地理环境、饮食习惯等差异，加之旅途劳顿容易引发水土不服，进而导致胃肠功能紊乱，诱发或加重胃肠病。秋天天气凉爽，人体自身食欲旺盛，若饮食失节，食量过大或过食肉食、水果，可使胃肠负担加重，功能紊乱，致使胃肠病高发。因此，敏感的秋季，尤宜保养胃肠。

3）**调整节奏，减轻压力**：人的胃肠脏器拥有的神经细胞在体内居第二位，仅次于中枢神经，所以反应很灵敏，容易接受外界刺激。而生活节奏快，心理、精神压力大就会造成自主神经功能性紊乱，导致胃肠蠕动减慢、消化液分泌减少，引发胃肠病或使原有的胃肠病加重。中医学认为，肝主疏泄、调节精神情志，在五行属木，脾主运化、与胃肠等脏器协同主管饮食物的消化和吸收，在五行属土。因此，如果节奏快、压力大，导致精神、情志失调，出现烦躁或抑郁等精神、情志症状，就会引起“木克（乘）土”的改变，肝郁气滞侵犯到脾胃，引发胃肠方面的疾病。

因此，生活节奏快，工作、学习压力大，易患或已患胃肠病的朋友们，保持乐观情绪，调整生活节奏，使生活作息尽量规律，坚持体育锻炼，多与自然交流，能有效地放松心情、放慢速度，从而减缓压力、防治胃肠病。此外，听音乐、做健身操、打太极拳、练养生气功等也有一定效果。

4）**清洁口腔，时时防病**：慢性胃炎、溃疡病和胃癌是消化系统常见病，而幽门螺杆菌是导致这些慢性胃病的元凶。幽门螺杆菌常存在于患者和带菌者的唾液、牙垢、粪便中，人–人、粪–口是其主要的传播方式和途径。预防幽门螺杆菌感染需注意饮食卫生、不可深吻，同时还要注意医源感染。对已检出幽门螺杆菌感染的患者要采取必要的正规措施加以治疗，家属也应避免与其密切接触。临床观察发现，幽门螺杆菌感染的患者经过一定的治疗后可以杀死幽门螺杆菌而使胃炎减轻、溃疡愈合，然而许多患者没过多长时间胃炎、溃疡病又复发了。究其原因，是不洁的口腔内和污染了的牙刷上暗藏着大量幽门螺杆菌。因此，要想防止病从口入，预防、帮助治疗幽门螺杆菌感染引起的慢性胃病，就必须确实保持好口腔卫生，做到早晚各刷一次牙，牙刷定期更换，不共用牙刷、牙膏。

5）**戒烟戒酒，防治胃病**：吸烟与胃肠病关系密切。香烟中的尼古丁作用于迷走神经系统可使胃肠功能活动紊乱、幽门括约肌松弛、胆囊收缩、胆汁、肠液容易反流入胃，刺激损伤胃黏膜，从而引起慢性胃炎、溃疡病。长期吸烟者味觉迟钝，不能有效刺激大脑的食欲中枢，可导致食欲减退。吸烟还可使肠道运动功能紊乱，造成蠕动亢进或抑制，加重腹泻或便秘的症状。饮酒也与胃肠病直接相关。长期或过量饮酒可使食管黏膜受刺激而充血、水肿引起食管炎；还可破坏胃黏膜的保护层，刺激胃酸分泌、胃蛋白酶增加，引起胃黏膜充血，水肿、糜烂而引起急慢性胃炎和消化性溃疡。患有慢性胃炎、消化性溃疡者由于胃黏膜本身的自我防御保护功能较差，即使饮用少量或低度酒也足以破坏其胃黏膜，加重病情。

患有胃肠病的朋友们应该戒烟、戒酒，帮助胃肠病早日康复。

健康四大基石

1992年WHO在维多利亚宣言中提出“健康四大基石”，即合理膳食、适量运动、戒烟限酒、心理平衡。并认为这四句话、十六个字，能使高血压病减少55%、冠心病减少75%、糖尿病减少50%、肿瘤减少1/3，平均寿命延长10年以上。同样重要的是，它还能使生活质量大大提高。

（2）**胃不和则卧不安**：《黄帝内经》的《素问·逆调论》提出“胃不和则卧不安”，主要是要告诉人们，胃肠不舒服、有毛病，会影响人的睡眠和休息。“胃不和”是指胃病和胃肠不适；“卧不安”就是睡眠障碍，表现为有入睡困难、睡眠不深、睡后易醒、醒后不易入睡、夜卧多梦、早醒、醒后感到疲乏或缺乏清醒感等。

有学者对患有慢性胃炎、肠炎、消化性溃疡急性期失眠症的患者群做过调查，大部分患者晚上不易入睡、睡后易醒、睡眠时间少于4小时，几乎所有患者都出现睡眠不实、多梦、难入眠、起床后乏力、头昏，记忆力差。可见“胃不和”确实与睡眠障碍有着密切的关系。

1）中医对“胃不和则卧不安”的认识：中医认为饮食不节、肠胃受伤、宿食停滞、胃气不和，或者痰火内郁、壅遏中焦，导致失眠、不寐者，均属“胃不和则卧不安”之列。临床所见，失眠、不寐的原因很多，有因气郁化火，扰动心神的；有属阴虚火旺，心肾不交的；有系思虑劳倦，内伤心脾的；有为心虚胆怯，神摇善惊的。可见，胃中不和、不能安眠者，确实不少，用和胃安神法多能获效。

中医把“胃不和则卧不安”分为以下4种：

中焦湿热：多缘于外感湿热之邪，或饮食不节，过食肥甘酒酪之品，酿成湿热内蕴脾胃所致，治疗以甘露消毒丹为代表方。

胸膈郁热：多缘于素体心胸热邪蕴结，或过服辛热药物、辛辣食物，或出汗、呕吐、腹泻太过，致使伤津耗液所致，治疗以栀豉汤、凉膈散为代表方。

痰浊内扰：多缘于中土失运，积湿生痰，或情志郁结，气郁生痰，痰浊扰胃所致，治疗以黄连温胆汤为代表方。

食滞胃脘：多缘于饮食不节，食积不化，停滞胃脘，气机阻滞，胃气上逆所致，治以保和丸为代表方。

2）西医对消化功能与睡眠的认识：研究发现，人在吃饭后消化功能增强，副交感神经兴奋性增高，相应的交感神经活动水平降低，人就可以入睡。吃得太多，胃肠负担加重，人会感觉很不舒服，这种不舒服的信号兴奋脑干网状结构，使大脑思维活跃，使人的情绪激动而难以入睡。相反，在饥饿状态时，因血流中营养的含量低，机体会发出需要补充营养的信号，这些信号和饥饿产生的不适感觉上传脑干网状结构，使大脑细胞受刺激后产生兴奋，从而妨碍睡眠。

现代研究证实，原来认为只存在于脑内的肽类物质在胃肠道中也有存在，与睡眠密切相关的5-羟色胺、胆囊收缩素、血管活性肠肽等活性物质在胃肠病发病时会出现异常分泌，从而干扰人的睡眠。另外，参与调节人体生物节律、睡眠—觉醒周期的松果体素也呈脑肠的双重分布，这些物质同时对胃肠道运动有重要的调节作用。当胃肠功能紊乱或出现疾病的时候，会影响上述物质的分泌与调节作用，说明胃肠与睡眠之间有着相互影响的物质基础。

胃肠功能紊乱或患有胃肠病有可能引起失眠，睡眠障碍也有可能引起胃肠功能紊乱或引发胃肠病。因此，重视调治睡眠障碍，保证优质睡眠，可以有效防治胃肠病。

揭秘篇

胃肠病自我诊断

一、胃肠病有哪些不适

胃肠等消化道疾病很多，但由于症状不明显，容易被人们忽视。

胃肠是重要的消化器官，胃肠有病多表现为与饮食有关的症状。因此，朋友们如果能从饭后一些不明显的症状中，学会自检，发现一些苗头，进一步去医院检查诊断，尽早发现胃肠疾病，以得到及时治疗，对维护健康、提高生活质量有重要的意义。

不适表现一：饭后饱胀，或终日饱胀，胃内有一种沉重的感觉，好像吃的东西没有消化而停在胃内，喜欢打嗝，没有反酸，胃口不好，体重逐渐减轻，身体消瘦，面色轻度苍白或发灰。出现以上表现，若为中老年人，可能是慢性胃炎，特别是慢性萎缩性胃炎、胃下垂。

不适表现二：饭后上腹部正中及左上腹疼痛（即“餐后痛”），或有恶心、呕吐、积食感，受凉、生气，以及吃了辛辣刺激性食物或喝了浓茶、烈性酒等，可诱发疼痛。出现以上表现，可能是胃溃疡。

不适表现三：饭后2小时上腹部正中或略偏右部位开始疼痛，或半夜痛醒，吃点东西（如饼干、馍片等）可以缓解（即“空腹痛”），常有反酸现象。出现以上表现，可能是十二指肠溃疡或十二指肠炎症、十二指肠憩室。

不适表现四：突然发作的上腹剧烈疼痛，可能有饮食不洁或受凉史，坐卧不安，面色苍白出冷汗，四肢发冷，可在1～2小时后自行缓解。出现以上表现，可能是胃痉挛。腹痛持续或阵发性加重，肚子板硬不能碰，发热、脉搏加快者可能是溃疡病急性穿孔。

不适表现五：吃东西不当心或受凉后发生腹痛、腹泻，可伴有呕吐、怕冷、发热。出现以上表现，可能是急性肠胃炎、急性痢疾。

不适表现六：饭后腹部胀痛，常有恶心、呕吐，或有吐血，过去有胃病史，近来加重，或过去无胃病史，近期才发病，且伴有贫血、身体消瘦、不思饮食、在脐上或心口处可摸到硬块。出现以上表现，可能是胃癌。

不适表现七：饭后立即腹泻，吃一顿泻一次，稍有受凉或吃东西不当心就发作（俗称“直肠子”），时而腹泻，时而便秘，腹泻为水样，便秘时黏液较多，有时腹胀有便意而上厕所又无大便，病史数年，常伴有乏力、消瘦、失眠、焦虑、头昏、头痛等表现。出现以上表现，可能是溃疡性结肠炎。

不适表现八：左侧腹部隐痛或胀痛，过去可能有习惯性便秘，近来经常腹痛、大便常带黏液和脓血，或过去大便正常，现在经常腹泻、身体消瘦明显、面色苍白或灰白。出现以上表现，可能是大肠癌。

二、胃肠病的特异症状

西医诊断胃肠疾病，除了采用化验、X线等影像学检查、胃镜肠镜等内镜仪器检查之外，常根据一些常见症状来判断；中医诊断包括胃肠病在内的脾胃病证，用望、闻、问、切4种诊断方法，其中症状也是非常重要的内容。

西医的胃肠病与中医的脾胃病证，就不适表现而言，患者的感受是相同的，但有的时候在某些症状的表述上略有不同。

（一）食欲不振与纳呆、纳差

食欲不振是指食欲减退或消失的症状，完全不思进食者则称厌食。中医学认为，人的食欲和进食由胃的受纳功能来主管，因此食欲减退称纳差、纳少，食欲消失则称纳呆。

1．特点

食欲不振与纳呆、纳差可伴有恶心、呕吐和腹痛、腹泻等症状，常因饮食失节、情志不舒以及劳累、受凉等诱因而发作或加重。

2．常见病症、病证

食欲不振可见于胃炎、胃癌、长期便秘、神经性厌食，肝炎、肝硬化以及肺结核、尿毒症、心力衰竭、慢性肾上腺功能减退，还有化疗药物的不良反应等。已婚育龄妇女在妊娠初期也可有食欲不振与纳呆、纳差。

纳呆、纳差可有饮食阻滞、痰湿内阻、肝郁气滞与脾胃气虚等证候，其中前三者属实证，后者属于虚证。

（二）胃痛与胃脘痛

胃痛是心下（胸骨剑实下正中凹陷处）及其周围部位（俗称心窝部）的疼痛，亦称“心口痛”。胃在中医别称胃脘，因此胃痛亦称胃脘痛。

“心口痛”（胃痛）见于胃病，与心脏无关。心绞痛是在胸部偏左靠近心脏的部位疼痛，而且会有胸闷、心悸、气短等伴有症状，见于冠心病。两者不可混淆。

1. 特点

胃痛（胃脘痛）可为胀痛、隐痛、刺痛、灼痛、闷痛、绞痛等，尤以胀痛、隐痛、刺痛最为常见。可有压痛，按之其痛或增或减，但无反跳痛（在痛处按压并停留一段时间，然后迅速抬手，在抬手的一瞬间，有明显的痛感，称“反跳痛”，有反跳痛说明按压处的腹膜有炎症）。其痛有呈持续性者，也有时作时止者。常伴有食欲不振、恶心呕吐、吞酸嘈杂等症状。常因饮食失节、情志不遂、疲乏劳累、受凉等诱因而发作或加重。

2. 常见病症、病证

胃痛可见于急性胃炎、慢性胃炎、消化性溃疡、胃痉挛、胃下垂、胃黏膜脱垂症、胃神经官能症等疾病。

胃脘痛可有寒邪客胃、饮食内停、肝胃不和、瘀血内停、湿热内阻与胃阴亏虚、脾胃虚寒等证候，其中前五证属实证，后两证属虚证。

（三）胃痞

胃痞是中医特称的一种症状，指胃脘部痞塞、胀闷不舒的一种症状，也叫胃胀，类似于偶尔吃多了引起的胃内胀闷、撑胀的不适感觉。

1. 特点

胃痞以胃脘痞塞、胀闷不舒为主要临床表现，其痞按之柔软、压之不痛，视之无胀大之形。常伴有饮食减少、得食则胀、嗳气则舒等症状。起病缓慢，时轻时重，反复发作，缠绵难愈。发病和加重常与饮食、情志、起居、冷暖失调等诱因有关。

2. 常见病症、病证

胃痞可见于慢性胃炎、消化不良、胃神经官能症、胃下垂等疾病。

胃痞在中医辨证可有饮食内停、痰湿中阻、湿热内阻、肝胃不和与脾胃气虚、胃阴亏虚等证候，其中前四者属虚痞，后两证属实痞。

（四）腹痛

腹痛是指胃以下、耻骨毛际以上部位（即腹部）发生的疼痛。中医所说的脐腹痛（以脐部为主的腹痛）、小腹痛（脐下至耻骨毛际处发生的疼痛）、少腹痛（小腹两旁处发生的疼痛）等，均属腹痛的范畴。

1. 特点

腹痛可为隐痛、胀痛、冷痛、灼痛、绞痛、刺痛等。腹壁按之柔软，可有压痛，但无反跳痛。其痛有呈持续性者，亦有时缓时急、时作时止，或反复发作者。常伴有腹胀、嗳气（即打嗝）、矢气（放屁的雅称），以及饮食、大便异常等症状。起病或缓或急，病程有长有短。发作和加重常与饮食、情志、受凉、劳累等诱因有关。

2. 常见病症、病证

内科腹痛可见于急性肠系膜淋巴结炎、胃肠痉挛、不完全性肠梗阻、结核性腹膜炎、腹型过敏性紫癜、肠易激综合征、肠寄生虫病、消化不良等疾病。

腹痛在中医辨证可有寒邪内阻、湿热蕴滞、饮食停滞、气机郁滞、瘀血阻滞和脾胃虚寒等证候，其中前五证属实证，后一证属虚证。

（五）腹泻与泄泻

腹泻即泄泻，腹泻是西医名词，泄泻是中医名词，俗称拉肚子，以大便次数增多，粪质清稀，甚至泻出如水样为临床特征。

泄泻在中医还有飧泄、濡泄、溏泄、肾泄等称呼。飧泄指大便清稀，并有不消化的食物残渣，又称水谷利、完谷不化。濡泄又称湿泄、脾虚泄，濡者湿也，因其由脾虚不能运化水湿、水湿阻于胃肠所致，故名。溏泄又名鸭溏、鹜溏（鹜就是野鸭），由于大便清稀、水粪混杂，如鸭屎一般而得名。肾泄，指肾虚闭藏失职所致的泄泻，因其证每于黎明五更时即腹痛、肠鸣、泄泻，故又名五更泄、五更泻。

1. 特点

腹泻、泄泻以大便清稀为临床特征，或大便次数增多，粪质清稀；或便次不多，但粪质清稀，甚至如水样；或大便清稀，完谷不化，便中无脓血。泄泻之量或多或少，泄泻之势或缓或急。常兼有腹胀、腹痛、肠鸣、食欲不振、食量减少、小便短少等症状。起病或急或缓，病程或短或长。急性者起病急，病程短，可伴有恶寒、发热等症状；慢性者起病缓，病程较长，反复发作，时轻时重，常有身体消瘦、神疲乏力等兼症。常因饮食不当、感受寒凉或情志变化、身体劳累等诱发或加重。

腹泻（泄泻）与痢疾两者均为大便次数增多、粪质清稀的病证。痢疾以腹痛、里急后重、便下赤白脓血为主症；而泄泻以大便次数增多，粪质清稀，甚至泻出如水样为主症，其大便中无脓血，也无里急后重，腹痛也或有或无。中医学的痢疾与西医学的痢疾病名相同，部分临床表现一致，包含了西医学中的细菌性痢疾、阿米巴痢疾等急性肠道传染病，以及非特异性溃疡性结肠炎、局限性肠炎、结肠直肠恶性肿瘤等似痢非痢的一些疾病。

2. 常见病症、病证

腹泻可见于急慢性肠炎、肠结核、肠易激综合征、吸收不良综合征等疾病。

泄泻可有隶属于急性肠炎（即暴泻）的寒湿泄泻、湿热泄泻、伤食泄泻，以及隶属于慢性肠炎（即久泻）的脾胃气虚泄泻、脾肾阳虚泄泻、肝脾不和泄泻等证候。

（六）呃逆与嗳气

呃逆即嗳气，俗称打饱嗝、打嗝、饱嗝。嗳气是中医名词，古称哕、哕逆、噫气，是气逆上冲，喉间呃呃连声，声短而频，不能自止的一种症状。

1．特点

打嗝通常是一种应激反应，比如有的人吃了冷饮或喝了冰水就会打嗝，有的人吃某些食物（如红薯等）也会打嗝。呃逆、嗳气以偶发者居多，为时短暂，多在不知不觉中自愈；有的则屡屡发生，持续时间较长。呃声有高有低，间隔有疏有密，声出有缓有急。常伴有胸膈痞闷、胃脘嘈杂灼热等症状。发病与饮食不当、情志不遂、受凉等因素有关。

2．常见病症、病证

单纯性膈肌痉挛即属呃逆。而胃肠神经官能症、胃炎、胃扩张、胃癌、肝硬化晚期、脑血管病、尿毒症，以及胃、食管手术后等其他疾病所引起的膈肌痉挛也可出现呃逆、嗳气。

嗳气的中医辨证有胃中寒冷、胃火上逆、气机郁滞与脾胃阳虚、胃阴不足等证候，其中前三证属实证，后两证属虚证。

（七）呕吐

呕吐是以饮食、痰涎等胃内之物从胃中上涌、自口而出的一种症状。一般认为，有物有声谓之呕，有物无声谓之吐，无物有声谓之干呕。呕与吐常同时发生，很难截然分开，因此多并称为呕吐。

1．特点

呕吐的临床表现不尽一致，或有声而无物吐出，或吐物而无声，或吐物伴有声音；或食后即吐，或良久复出；或呕而无力，或呕吐如喷；或呕吐新入之食，或呕吐不消化之宿食，或呕吐涎沫，或呕吐黄绿苦水；呕吐之物有多有少。常伴有恶心厌食、食量减少、胸脘痞闷、吞酸嘈杂等症状。起病或缓或急，多是偶然发生，也有反复发作者，常有恶心的先兆。发作和加重，常有饮食不节、情志不遂、寒暖失宜，以及闻及不良气味等诱因，也有因服用化学药物、误食毒物所致者。

2. 常见病症、病证

呕吐可见于急性胃炎、幽门梗阻、肠梗阻等疾病。

呕吐在中医辨证中有外邪犯胃、饮食停滞、痰饮内停、肝气犯胃、脾胃虚弱、胃阴不足等证候，其中前四证属实证，后两证属虚证。

（八）吐酸和吞酸

吐酸，轻者又称泛酸，也叫吞酸，是指胃中酸水上泛的症状。酸水上泛，若随即咽下者称为吞酸，若随即吐出者称为吐酸。

1. 特点

吐酸、吞酸可单独出现，但常与胃痛、胃痞兼见。

2. 常见病症、病证

吐酸、吞酸可见于消化性溃疡、慢性胃炎和消化不良等疾病。

吐酸、吞酸在中医辨证中有属于实证的肝热犯胃、寒邪犯胃、饮食停滞与属于虚证的脾胃虚弱等证候。

（九）嘈杂

嘈杂是指胃中空虚，似饥非饥，似辣非辣，似痛非痛，莫可名状的一种症状。

1. 特点

嘈杂可单独出现，又常与胃痛、吐酸兼见。

2. 常见病症、病证

嘈杂可见于消化性溃疡、慢性胃炎和消化不良等疾病。

嘈杂在中医辨证中有肝热犯胃、饮食停滞与脾胃虚弱、营血亏虚证候，前两者属于实证，后两者属于虚证。

（十）胃灼热

胃灼热，俗称烧心，是位于上腹部或下胸部的烧灼、发烫的疼痛感，就像烧了一团火，吃了辣椒、大蒜一样的感觉。

1. 特点

胃灼热可单独出现，又常与胃痛、吐酸同见。

2. 常见病症、病证

胃灼热可见于胃食管反流病、食管炎、溃疡病等疾病。

胃灼热在中医辨证中有胆热犯胃、胃阴亏虚等证候。

（十一）便秘

便秘是大便秘结的简称，指大便排出困难、粪质坚硬难排、排便规律消失、排便周期延长等“大便闭结”的表现。

中医学对于便秘有许多别称，《黄帝内经》称为“大便难”，东晋养生家葛洪称“大便不通”，东汉医圣张仲景称为“脾约”“阴结”“阳结”等。脾约，约，即约束，为脾虚津耗、肠液枯燥，约束影响大便排出所致大便艰涩的病证；阴结是因胃肠阴寒凝结，或精血亏耗，引起大肠干燥所致的便秘；阳结是胃肠实热燥火所致的便秘，实热属阳，故称阳结。

1. 特点

一般认为，每隔2～3天甚至更长时间排便一次即为便秘。常伴有大便干燥、坚硬、粗短而且排出困难，严重者排出的大便形状像羊粪或兔粪样，有时坚硬的大便甚至会划伤肠黏膜而使痔疮出血，或造成肛裂出血、疼痛；也有粪质并不坚硬，但有便意，不过即使努力用劲，也感到便出不畅、排便无力、排便时间延长，并伴有头晕、乏力、汗出等表现；可伴有腹胀腹痛、恶心厌食、食欲减退、疲乏无力及头痛头昏等症状。起病或缓或急，发病与饮食不当、情志不遂、感受寒凉、生活工作环境改变等因素有关。

2．常见病症、病证

便秘可见于功能性便秘。肠道激惹综合征、肠炎恢复期、直肠及肛门疾病、内分泌及代谢性疾病、肌力减退以及药物不良等也可引起便秘。

便秘在中医可分为虚实两大类，虚证包括气虚秘、血虚秘、阴虚秘与阳虚秘4个证型，实证包括热秘、冷秘和气秘3个证型。

三、胃肠病的中医辨证

（一）病、证、症状和体征

说到中医诊病、治病，都要提到辨证。那么，什么是辨证？还有哪些与辨证密切相关的概念呢？

1．辨证的概念

辨证是中医独有的名词。中医学是根据临床表现确定、诊断证候、根据证候指导治疗的，因此把对疾病的诊断就称为“辨证”。

2．辨证论治的概念

辨证论治是中医认识疾病和治疗疾病的基本原则，是中医临床诊断、治疗疾病的思维方法和过程。

“辨证”即辨别证候，就是把望诊、闻诊、问诊、切诊4种诊断方法所收集的资料，即症状和体征，通过分析、综合，辨清疾病的原因、性质、部位，以及邪正之间的关系，概括、判断为某种性质的证候。

“论治”又称“施治”，即根据辨证的结果，确定相应的治疗方法。

辨证是决定治疗的前提和依据，论治是治疗疾病的手段和方法，通过辨证论治的效果还可以检验辨证论治的正确与否。

中医临床认识和治疗疾病，既辨病又辨证，但主要不是着眼于“病”的异同，而是将重点放在“证”的区别上，通过辨证进一步认识疾病。辨证与那种对于头痛给予止痛药、对于发热给予退热药，即仅针对某一症状采取具体对策的对症治疗完全不同，也不同于用同样的方药治疗所有患同一疾病的患者的单纯辨病治疗。

3．病、证、症状和体征的概念

（1）**病**：就是疾病，指具体的病种，是对疾病全过程的特征与规律等本质所做的概括，一般应有一定的发病原因和病理演变过程，有较固定的临床表现和诊断要点，如西医所说的冠心病、糖尿病、慢性胃炎、十二指肠溃疡等，中医所谓痹病、厥病、消渴等，均为疾病。

（2）**证**：是中医学特有的名词，是对疾病发展过程中某阶段的病位与病性等本质所做的概括，如糖尿病有肺胃燥热证（型）、气阴两伤证（型）、瘀血证（型）等。症状和体征共同组成疾病的临床表现，在中医学中又称为“证候”。

（3）**症状**：是指机体因发生疾病或不完全健康（即亚健康）时而表现出来的异常感觉和状态，是患者的一种主观感受，如头痛、头晕、腹胀、腹痛等。有时也把疾病中出现的单个症状与体征称为“症”。

（4）**体征**：是指医生在检查患者时所发现的异常客观变化，如对慢性胃炎患者检查时发现的上腹部压痛，对胃癌患者检查时发现的上腹部包块，以及中医的舌象、脉象等表现。

（二）胃肠病的中医常见证候

胃肠病的临床表现比较复杂，证候类型繁多，但基本的证候类型可分为虚证、实证、虚实兼夹证3类，实证常见6个证型、虚证常见4个证型、虚实兼夹证常见2个证型：

1．实证

胃肠病常见的实证有寒邪客胃证、湿热内阻证、寒湿困脾证、胃肠积热证、饮食内停证与瘀血内停证等证型。

（1）**寒邪客胃证**：是寒邪伤害中焦，胃腑受寒，致使胃气失和、功能失调所致的病证，常因脘腹受凉，寒邪内客于胃，或过服寒凉药物，或恣食生冷饮食引起。

寒邪客胃证可表现为胃脘冷痛，重则拘急作痛，遇寒加剧，得温痛减，口淡不渴，呃逆呕吐，大便不干，舌质淡、苔白滑，脉弦或迟。

寒邪客胃证常见于中医的胃脘痛、呕吐、呃逆等病证，以及西医的急性胃炎、慢性胃炎等疾病。

（2）**湿热内阻证**：是湿热之邪内阻中焦，导致脾胃纳运功能失职引起的病证，多由素体阳盛，感受湿邪，湿从热化，或嗜食肥甘厚味，或感受湿热之邪，以致胃肠湿热蕴结，脾胃纳运失职、升降失调引起。

湿热内阻证可表现为胸脘痞闷，脘腹胀痛，终日不解，胃脘嘈杂、胃灼热，纳呆、纳差，口黏口苦，渴不欲饮，食甜则泛酸，大便黏滞不爽，里急后重，甚者大便中夹脓夹血，尿黄短少，舌苔白厚腻或黄厚腻，脉濡数或滑数。

湿热内阻证常见于中医的纳呆、纳差、胃脘痛、腹痛、泄泻等病证，以及西医的消化不良、急性胃炎、急性肠炎等疾病。

（3）**寒湿困脾证**：是寒湿病邪困脾碍胃，致使脾胃中阻、升降失调所引起的证候，常因冒雨涉水，或久卧湿地，或恣食生冷肥甘，以致湿邪内停、困脾碍胃引起。

寒湿困脾证可表现为脘痞纳呆，口中黏腻，肢体困重，口淡不渴，大便稀溏，小便不利，苔白腻，脉濡缓。

寒湿困脾证常见于中医的胃痞、泄泻等病证，以及西医的消化不良、急慢性胃炎、急慢性肠炎等疾病。

（4）**胃肠积热证**：是胃肠积热，损伤阴津，胃失和降所致的证候，因素体热盛，或寒邪郁结化热，或过食、过服辛热食物、药物，或感受热邪，以致胃肠积热，胃失和降、大肠传导功能失常引起。

胃肠积热证可表现为脘腹灼痛，吞酸嘈杂，渴喜冷饮，消谷善饥，或食入即吐，口干口臭，大便秘结，舌质红、苔黄燥，脉滑数。

胃肠积热证常见于中医的胃脘痛、腹痛、便秘等病证，以及西医的急性胃炎、功能性便秘等疾病。

（5）**饮食内停证**：是胃肠内有饮食停滞，致使胃肠功能失调所引起的证候，多是暴饮暴食，或嗜食黏腻难以消化饮食，胃肠食滞，胃失受纳与和降之职，大小肠失传化与分清别浊之功引起。

饮食内停证可表现为脘腹胀满疼痛，拒按，得食后症状加重，吐泻后症状减轻，嗳腐吞酸，厌食，恶心呕吐，吐出物臭秽，泄泻或大便不爽，泻出物臭如败卵，舌苔厚腻，脉滑实。

饮食内停证常见于中医的胃脘痛、呕吐、腹痛、泄泻等病证，以及西医的急性胃炎、急性肠炎、消化不良等疾病。

（6）**瘀血内停证**：是因瘀血内停胃肠所引起的证候，常因瘀血内停胃肠，或久病入络，或内出血后形成瘀血滞留，以致血络受阻、瘀血内停引起。

瘀血内停证表现为脘腹刺痛，痛处不移，按之痛甚，食后加剧，入夜尤甚，或胃肠有包块，舌质紫暗，脉沉涩。

瘀血内停证常见于中医的胃脘痛、腹痛、噎嗝（类似于食管癌）等病证，以及西医的溃疡病、慢性胃炎、胃癌、食管癌等疾病。

2．虚证

常见的虚证有脾胃气虚证、脾胃虚寒证、胃阴不足证与脾肾阳虚证等证型。

（1）**脾胃气虚证**：是脾胃气虚，脾主运化与胃主受纳、腐熟功能不足所致的证候。在脾胃气虚基础上兼有升清功能失调而出现脏器下垂等证候，则称为中气下陷证。

脾胃气虚证多由素体脾胃虚弱，或久病迁延，或饮食失节，或劳倦过度，损伤脾胃，导致脾胃虚弱，中气不足，脾胃功能虚衰。

脾胃气虚证可表现为纳差便溏，脘腹胀满、疼痛，食后尤甚，神疲乏力，少气懒言，面色无华，或头晕头痛，或脏器下垂，舌质淡、苔薄白，脉细弱。

脾胃气虚证常见于中医的纳呆、纳差、胃脘痛、胃痞、泄泻等病证，以及西医的慢性胃炎、慢性肠炎、消化不良、消化性溃疡、胃下垂、子宫脱垂等疾病。

（2）**脾胃虚寒证**：是脾阳虚衰，中焦虚寒，脾胃受纳、运化功能虚衰所致的证候，亦称脾阳虚衰证，常由素体阳虚，或脾病日久伤阳，或过服寒凉药物、过食寒凉食物损伤脾阳，或肾阳不足、不能温煦脾阳，致使脾阳虚衰，虚寒内生。

脾胃虚寒证可表现为脘腹隐痛或不适，喜温喜按，腹胀肠鸣，纳呆纳差，泛吐清水，大便溏泄，面色㿠白，畏寒肢冷，神疲乏力，舌质淡暗边有齿印、苔水滑，脉缓弱。

脾胃虚寒证常见于中医的胃脘痛、胃痞、腹痛、泄泻等病证，以及西医的慢性胃炎、慢性肠炎、消化不良、消化性溃疡等疾病。

（3）**胃阴亏虚证：**是胃阴亏虚，胃失濡润，胃的受纳与和降功能失调所致的证候，多由素体阴虚，或年老津亏，或热病日久、损伤津液，或久泻久痢，或呕吐腹泻太过、伤及阴津，或过食辛辣食物或过服辛香燥热药物、损伤胃阴引起。

胃阴亏虚证可表现为胃脘不舒或隐痛，饥不欲食，口干唇燥，干呕呃逆，大便干燥，大便困难，舌红、苔少，脉细数。

胃阴亏虚证常见于中医的胃脘痛、呕吐、噎嗝、便秘等病证，以及西医的慢性胃炎、消化性溃疡、功能性便秘、食管癌等疾病。

（4）**脾肾阳虚证：**是脾肾阳气虚损，温煦气化无力，脾主运化与肾主水液功能失常所致的证候，多由感受寒邪较重，或久病耗气损伤脾肾之阳气，或久泻不止，损伤脾肾之阳，或其他脏腑的亏虚，累及脾肾两脏等引起。

脾肾阳虚证主要有腹部胀满，久泻久痢，甚或五更泄泻、完谷不化，畏寒肢冷，小腹冷痛，腰膝酸软，小便不利，面浮肢肿，甚则腹胀如鼓，面浮身肿，或见小便频数，余沥不尽，或夜尿频多等，舌质淡嫩、苔白、边有齿痕，脉沉迟。

脾肾阳虚证常见于中医的泄泻、痢疾、水肿、鼓胀、虚劳等病证，以及西医的慢性肠炎、慢性肾炎、慢性肾衰竭等疾病。

3. 虚实兼夹证

常见的虚实兼夹证有肝脾不和证、肝胃不和证等证型。

（1）**肝脾不和证：**又称肝气乘脾证，是肝失疏泄，脾失健运，肝脾两脏关系失调、功能紊乱所致的证候，多由情志不遂，郁怒伤肝，或饮食失调，劳倦伤脾等引起。

肝脾不和证的临床表现主要有胸胁胀满或窜痛，时欲太息（指大声长叹，深深地叹息），情志抑郁或急躁易怒，食欲不振，腹胀便溏，或发作性腹痛腹泻等。

肝脾不和证常见于中医的泄泻、腹痛、胁痛、鼓胀（即腹水）、等病证，以及西医的慢性胃肠炎、慢性肝炎、肝硬化、神经官能症等疾病。

（2）**肝胃不和证**：又称肝气犯胃证，是肝失疏泄，胃失和降，肝脏胃腑功能不协调所致的证候，多由情志不遂，肝气郁结，气郁化火，影响胃的功能，或寒邪侵袭肝胃，导致肝胃功能异常等引起。

肝胃不和证，属热者有脘腹胁肋胀痛、吞酸吐酸、胃脘嘈杂等，舌质红、苔少，脉弦细数；属寒者有脘腹胁肋胀痛、呕吐涎沫、形寒肢冷等，舌质暗、苔薄白，脉弦紧。

肝胃不和证常见于中医的胃脘痛、呕吐、嗳气等病证，以及西医的急慢性胃炎、胃及十二指肠溃疡、胃神经官能症、幽门痉挛或梗阻、急慢性肝炎、胆囊炎、胃癌等疾病。

四、胃肠病的常见检查

（一）胃肠病一般检查

胃肠病常见的主要检查有以下五方面：

1．大便常规检查

大便常规检查主要有大便颜色与性状的检查；粪便中的红细胞和白细胞的检查；大便潜血的检查。

正常情况下，健康人的大便是黄褐色软便；粪便中应该没有红、白细胞；大便潜血应该是阴性（即没有消化道出血）。

2．胃液分析检查

胃液分析检查包括一般性状检查、化学检查和显微镜检查三方面：

（1）**一般性状检查**：包括胃液量、色、味、黏液、分层等的检查。

正常情况下，人的空腹胃液量一般为10～70ml；颜色是清晰无色；略带酸味；有少量分布均匀的黏液；静置后可分3层，上层为黏液，中层为胃液，下层是食物残渣。

（2）**化学检查**：包括胃液游离酸和总酸度测定、乳酸测定、潜血试验。

正常情况下，人的空腹胃液的游离酸、约为0～30单位，平均为18

单位，总酸度为10～50单位，平均30单位。乳酸检查应为阴性即没有乳酸。潜血试验为阴性即胃黏膜没有出血。

（3）**显微镜检查**：包括胃液中各种细胞的检查，如红、白细胞，上皮细胞和癌细胞；细菌检查，如球菌、杆菌等；食物残渣检查，如淀粉颗粒、脂肪小滴、肌肉纤维等。

正常情况下，人的空腹胃液的显微镜检查统统应是阴性，即胃液在显微镜下见不到各种细胞、细菌和食物残渣等。

3．肝功能检查

肝功能检查包括血清酶含量测定、血清蛋白含量测定、胆红素测定三方面：

（1）**血清酶含量测定**：如转氨酶、转肽酶、碱性磷酸酶等的测定。正常情况下，各种血清酶的指标应该在各医院所定的正常值（即参考值）以内。

（2）**血清蛋白含量测定**：如血清总蛋白、白蛋白、球蛋白等的测定。此类检查主要是反映肝合成蛋白质的情况。

（3）**胆红素测定**：包括总胆红素、直接胆红素和间接胆红素的测定。此类项指标如果超过正常值，说明可能有黄疸，应进一步查明引起黄疸的原因。

4．淀粉酶的测定

血和尿的淀粉酶的测定主要是反映患者是否患有胰腺炎。急性胰腺炎患者的血、尿淀粉酶会升高，常会超过正常值数倍。

5．X线钡剂检查

消化道X线钡剂检查是影像诊断的传统检查方法之一，尽管胃镜、肠镜等内镜的使用导致该项检查呈逐年减少的趋势，但由于它具有的一些内镜所不可及的优势所以无法被取代，在基层医院还有使用。X线钡剂检查常由放射科医师操作完成。

X线钡剂检查主要包括钡餐检查和钡灌肠检查：

（1）**钡餐检查**：就是吃进调配好的复方硫酸钡剂后，在X线透视下观察食管至结肠的情况，必要时可以摄片，用以诊断食管、胃、小肠、部分结肠的炎症、溃疡、肿瘤、静脉曲张及胃下垂的检查方法。

注意事项：检查前的8～12小时要禁食；检查前4小时要禁止喝水；检查前一天停服含铁、碘、钠、铋、银等的药物；检查时最好穿没有金属纽扣的内衣。

钡餐检查通常可分重点观察食管的食管钡餐检查，观察食管、胃、十二指肠至空肠上中段的上胃肠道钡餐检查，重点检查胃肠道功能（即按时定期检查胃、小肠与右半结肠）的胃肠道钡餐检查。根据需要，主要观察它们的形态、大小、位置、弹性、黏膜皱襞的情况与活动度等。

钡餐检查对胃的形态、黏膜下的病变以及消化道外压迫的病变的诊断较胃镜检查更好。它的确诊率与所用的硫酸钡剂的质量、X线造影机的好坏、医师个人的技术水平有很大关系。

（2）钡灌肠检查：是从肛门插进一个肛管，灌入复方硫酸钡剂后，再通过X线摄片，诊断大肠尤其是结肠肿瘤、息肉、炎症、结核、肠梗阻等病变的检查方法。

注意事项：检查前一天停服含铁、碘、钠、铋、银等的药物；检查前一天晚上禁食或吃少量无渣流质食物，同时服用番泻叶等轻泻剂以清洁肠道；检查当天早上可进少量饮食；检查前2小时清洁灌肠，或者于检查前3小时饮用含氯化钠的洗肠液3000～4000ml，达到清肠的效果。

钡灌肠检查目前多使用一次直接双重造影法，用高浓度、低黏度的钡剂均匀涂布于肠壁，注入气体将肠管膨胀，以观察全部大肠黏膜的细微结构和肠壁轮廓，有助于发现早期的病变。

钡灌肠检查的确诊率与严格的肠道准备、熟练的操作技术、高质量的胶片等有密切关系。

（3）X线钡剂检查的优缺点

X线钡剂检查的优点：方便快捷、不适感差、禁忌证少、相对便宜。X线钡剂检查的缺点：间接成像、不能直观病变、不能发现小病变、容易造成误诊，同时活动性消化道出血、严重排便功能障碍、肠道梗阻与出口狭窄患者不宜进行X线钡剂检查。

（二）胃镜和肠镜检查

1. 胃镜检查

胃镜检查的全称为“上消化道内视镜检查”，它是利用一条纤细、柔软、直径约1cm的塑胶包裹导光纤维的细长管子，前端装有内视镜，由口中伸入被检查者的食管→胃→十二指肠，通过由光源器所发出的强光，经由导光纤维可使光转弯，让医师从另一端清楚地观察上消化道内各部位的健康状况，必要时可由胃镜上的小洞伸入夹子做活组织切片检查。全程检查时间约10分钟，若做切片检查，则需20～30分钟。胃肠镜检查常由消化科医师或技师操作完成。

（1）胃镜的作用：胃镜的主要作用有诊断和治疗两方面。

诊断方面：胃镜可以直接观察食管、胃、十二指肠的黏膜，必要时可以取黏膜做活组织的病理检查，并且可以重复检查，几乎可以确诊所有食管、胃、十二指肠黏膜的病变。

治疗方面：近年来，胃镜还可以通过镜下的激光、微波、注射针、电凝电切等器械，开展镜下止血、息肉切除、碎石、取胃和食管内异物、食管静脉硬化疗法等的治疗，使许多患者缩短了治疗时间，免除了外科手术的痛苦。

（2）胃镜检查的适应证：一切食管、胃、十二指肠疾病诊断不明者，如上腹部不适而怀疑胃病者；X线钡剂检查不能明确诊断者；急性和慢性上消化道出血原因不明者；各种胃病治疗和手术后需要复查者；息肉摘除、异物取出者；食管癌、胃癌高发区高危人群的普查，都可进行胃镜检查。

（3）胃镜检查的禁忌证：以下疾病或状况，禁忌进行胃镜检查：严重心脏病，如严重心律失常、心肌梗死活动期、重度心力衰竭；严重肺部疾病，如哮喘、呼吸衰竭不能平卧者；严重高血压、精神疾病及意识明显障碍不能合作者；食管、胃、十二指肠急性穿孔者；患急性重症咽喉疾病而胃镜不能插入者；腐蚀性食管损伤的急性期患者。

2. 肠镜检查

肠镜检查即“下消化道内视镜检查”，包括结肠镜检查、小肠镜检查，临床上以结肠镜应用较多，可了解部分小肠和全部结肠，以及肛管、直肠的病变。结肠镜的结构和性能与胃镜基本相同。

（1）**肠镜的作用**：肠镜的作用也主要有诊断和治疗两个方面，这点与胃镜也很相像。在下消化道疾病的诊治方面，肠镜检查尤其是结肠镜检查是非常重要的。

（2）**肠镜检查的主要适应证**：原因未明的便血或持续大便潜血阳性者；有下消化道症状，如慢性腹泻、长期进行性便秘、大便习惯改变，腹痛、腹胀等，诊断不明确者；X线钡剂灌肠检查疑有回肠末端及结肠病变，或病变不能确定性质者；X线钡剂灌肠检查阴性，但有明显肠道症状或疑有恶性变者；低位肠梗阻及腹块，不能排除结肠疾病者；不明原因的消瘦、贫血患者；需行结肠镜治疗者，如结肠息肉切除术、止血、乙状结肠扭转或肠套叠复位等；结肠切除术后，需要检查吻合口情况者；结肠癌术后，息肉切除术后及炎症性肠病治疗后需定期结肠镜随访者；大肠疾病的普查。

（3）**肠镜检查的禁忌证**：以下疾病或状况，禁忌进行结肠镜检查：严重心肺功能不全、休克、腹主动脉瘤、急性腹膜炎、肠穿孔等；体弱、高龄病例，以及有严重的心脑血管疾病、对检查不能耐受者；肛门、直肠有严重化脓性炎症或疼痛性病灶、对检查不能耐受者；小儿及有精神疾病或不能合作者。

无论是胃镜还是肠镜检查和治疗都是比较安全、有效的。

3. 胃肠镜检查的优点与缺点

（1）**胃肠镜检查的优点**：胃肠镜检查能直观地发现病变特别是微小、早期的病变；能对病变进行详尽而准确的描述，并捕捉保存图像；即时取病理活检，对某些明确的病变进行镜下治疗。

（2）**胃肠镜检查的缺点**：胃肠镜检查时会有一定不适感；禁忌证较多，如严重贫血、凝血异常、心脏疾病等；耗时较长，胃镜10～60分钟、肠镜10～90分钟；费用略高；有可能出现出血、穿孔、交叉感染、心脏骤停等并发症。

（三）幽门螺杆菌检测

幽门螺杆菌的检测方法有侵入性和非侵入性两大类。

1. 侵入性检查

幽门螺杆菌侵入检查（亦称创伤性检测）是指需通过胃镜检查取胃黏膜活组织进行检测，主要包括快速尿素酶试验、组织学检查和幽门螺杆菌培养3种检查。

快速尿素酶试验灵敏度及特异性均较高，在胃镜下取出胃黏膜，放入试剂中观察试剂颜色，仅需1分钟即可出现结果，操作简便，费用也低，是创伤性检测的首选方法，也是目前临床上常用的幽门螺杆菌检测方法。

2. 非侵入性检查

幽门螺杆菌非侵入性检测，因是不需胃黏膜活组织的检测，主要包括^{13}C或^{14}C尿素呼气试验、粪便幽门螺杆菌抗原检测及血清学检查。

^{13}C或^{14}C尿素呼气试验不需胃镜检查，只需服用同位素C标记的试剂，然后哈一口气，收集呼出的气体，计算有标记的二氧化碳的量即可，可作为幽门螺杆菌根除治疗后复查的首选方法。^{13}C是一种稳定的同位素，无放射性辐射的顾虑，但测定较为复杂，费用较贵；^{14}C测定费用较低，方法简单，但有一定的放射性，半衰期较长，不适于孕妇及儿童，还会污染环境。

养胃篇

胃肠病养生保健

一、胃肠病养生的六大原则

“素为主，八成饱，勿刺激，勤运动，莫忧愁，时时防”六大原则，是当今养生专家提倡的防治胃肠病、保养脾胃的养生保健原则。

（一）素为主

素为主，即日常饮食应以素食为主。

素食为主，既符合中国传统、健康的膳食结构，又贴合当前社会、临床实际。

《黄帝内经》提出的五谷为养、五菜为充、五畜为益、五果为助“合而服之”的膳食结构，既符合中国人养生健身的总体要求，也符合现代营养学的理论与实践，即任何单一的食物都不可能维持人体的健康，而合理搭配、营养全面才是保证人体生长发育和健康长寿的必要条件。

近二三十年来，伴随着中国经济腾飞、个人收入增长，中国人的饮食结构也发生了巨大的变化，特别是传统饮食习惯日益疏远，这是中国人迅速肥胖，代谢病、心血管疾病、胃肠等消化系统疾病高发的重要原因。

大量调查证实，现在生活条件好了，中国大部分人可以自由选择食物，城市居民的饮食结构已经逐渐西化，也就是肉类、奶类的食用量在增加，高油、高糖、高脂的东西吃的越来越多，相应的在疾病谱上也发生了很大的变化，不但胃肠病高发，以前发病率很低的心脑血管疾病也在逐年增加。

为防治胃肠病，保养脾胃，建议人们的日常饮食应以素食为主。

过食肥甘，即现代所说的过食高脂肪、高蛋白、高热量食物。肥，是肥腻油脂类的动物食物，有滞腻的致病特性；甘，为甘甜的食物，有缓滞的致病特性。过食肥甘易增加胃肠、脾胃的负担，使胃肠病、脾胃病高发，或胃肠病、脾胃病难以康复。少食谷物粮食、蔬菜水果，由于膳食纤维摄入少，刺激胃肠运动不足，又会引起消化不良、大便秘结等胃肠病，而便秘长期存在则可能发生结肠癌。

素食为主并不是“素食主义”，尤其不是“严格素食主义”，其具体要求是减少肉食，保证蔬果，增加豆制品与奶制品，稳定粮食。如此，才能既保证食物搭配合理，使人体得到各种不同的营养，以满足生命活动的需求，同时也有预防胃肠病，促进胃肠病康复的作用。

广义素食主义者与严格素食主义者

广义素食主义者：又称“蛋奶素食者”。他们仅是不吃肉和鱼，但可以接受牛奶和鸡蛋。由于鸡蛋和牛奶的蛋白质含量高于鱼和肉，还富含多种维生素和矿物质，因此此类素食者在营养摄入上受到的影响较小，并且可通过豆类粮食、豆制品、鸡蛋、奶制品和谷物获得足够的蛋白质。所以，广义素食主义对健康影响不大，有时也是较好的养生保健方法。

严格素食主义者：他们不仅不吃鱼和肉，而且不吃鸡蛋和牛奶。由于食物搭配欠合理，严格素食主义对健康有影响，常会造成营养不良、贫血以及体力下降、抵抗力降低等。

（二）八成饱

八成饱，即饮食要节制，量要适度，既不可过饱，也不可过饥。

饮食定量、适度饮食，这样就不至损伤肠胃、引起胃肠病，同时还可确保脾胃受纳、运化功能正常，提高对摄取食物的消化、吸收，使精微气血化生旺盛，身体健康；亦无营养缺乏或过剩之忧，可减少营养不良和肥胖，乃至于动脉硬化、冠心病、脂肪肝、糖尿病等现代文明病的发生，提高生活质量。

养生保健箴言中有许多内容与饮食定量、适度饮食有关，如“要想小儿安，耐得三分饥和寒”“吃得少，胃肠好，寿命长”“饭吃八成饱，到老肠胃好”“每顿省一口，活到九十九”……《管子》也指出：“饮食节，……则身利寿命益；……饮食不节，……则形累而寿命损。”

为防治胃肠病，保养脾胃，建议人们的日常饮食宜饮食定量、适度饮食。

饮食定量、适度饮食，“以年轻人为参考系数，40岁以前可以吃九分饱，40岁以后可以吃八分饱，50岁以后可以吃七分饱，60岁以前可以吃六分饱。”

20岁前后，人体处于生长发育阶段，同时学习、工作所需能量也较大；30岁前后，机体处于壮盛期，工作强度大，所需能量也较大，因此20岁前后、30岁前后饮食不宜减量。四五十岁至60岁前，因为人们胃肠、脾胃功能开始虚衰，同时工作强度减轻、所需能量减少，所以饮食从此开始减量。至于60岁以后的老年人，脾胃功能虚衰，加上活动减少而所需能量也减少，因此饮食必须减量，同时宜少量多餐。

八成饱，要参考个人的食量灵活对待：由于每个具体人的食量多少不定，因此应根据自己的食量，结合年龄、学习工作、运动活动等情况，在保证人体必需的营养基础上酌情调节食量。朋友们可参考《中国居民膳食指南》，酌情确定自己每天的食量。中国营养学会发布的《中国居民膳食指南（2016）》提出的成年人每天的膳食建议：粮食（包括薯类与杂豆）摄入量为250～400g，蔬菜类的摄入量为300～500g，水果类摄入量为200～350g，畜禽肉摄入量为45～75g，水产品摄入量为45～75g，蛋类摄入量为40～50g，奶及奶制品的摄入量为300g，大豆及坚果类的摄入量为25～35g，油的摄入量为25～30g，盐的摄入量小于6g。

中国居民平衡膳食宝塔（2016）

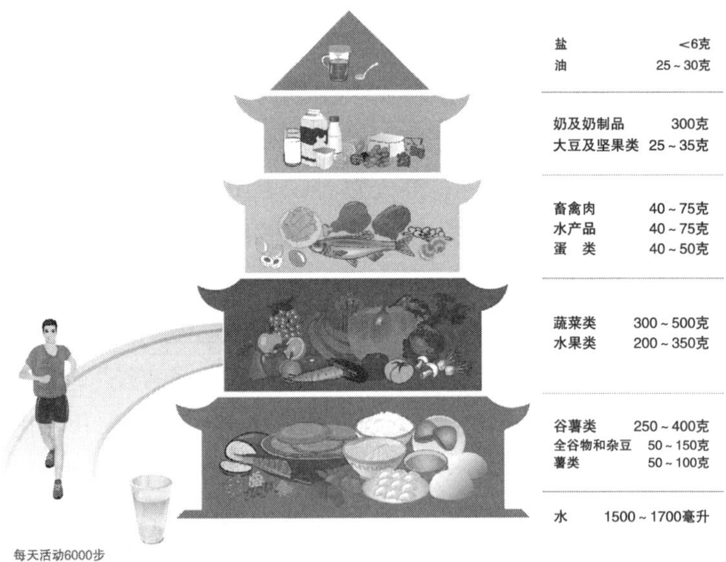

中国营养学会

八成饱，不仅要注意数量，更要注意能量，同时还要注意以不损伤胃肠为度：数量只是其形式，问题的关键是能量。如果一顿饭里多是大鱼大肉、油炸食品，因为高能量，而且不容易消化，那就不是八成饱，而应该是七成饱，甚至六成、五成饱；如果一顿饭吃里多是蔬菜和少量低热量的主食，就可以吃九成饱。肉食、油脂不易消化，容易损伤肠胃，一定不能多吃，尤其是胃肠病患者更要注意；蔬菜、水果虽然对健康益处较多，能量也低，但脾胃功能先天虚弱或脾胃虚寒型胃肠病患者也不能大量食用。

（三）勿刺激

勿刺激，即少食或不食刺激胃肠的饮食。

1．不要嗜酒无度

明代医药学家李时珍在《本草纲目》中指出：酒“少饮则和血行气，壮神御风，消愁遣兴。痛饮则伤神耗血，损胃亡神，生痰动火。过饮不节，杀人顷刻”。少量饮酒能刺激胃肠蠕动，有利消化，亦可畅通血脉，振奋精神，消除疲劳，除风散寒。饮酒过量，则可刺激食管和胃肠道黏膜，使其充血、水肿、糜烂甚至溃疡，常易引起食管炎、胃炎、溃疡病、慢性肠炎等；酗酒或长期大量饮烈性酒，更易导致脑出血、上消化道出血或肝坏死而损折寿命。慢性胃炎、消化性溃疡患者，由于胃黏膜本身的自我防御保护功能较差，即使饮用少量或低度酒也足以破坏其胃黏膜、加重病情，因此必须禁酒。

2．戒烟

香烟中的尼古丁可使胃肠功能紊乱，幽门括约肌松弛，胆囊收缩，胆汁、肠液容易返流入胃，刺激损伤胃黏膜，从而引起慢性胃炎、溃疡病。长期吸烟者味觉迟钝，可致食欲减退。吸烟还可使肠道运动功能紊乱，造成蠕动亢进或抑制，加重腹泻或便秘的症状。所以，胃肠病患者应戒烟。

3．避免机械性和化学性刺激过强的食物

机械性刺激，如粗粮、芹菜、韭菜、雪菜、竹笋及干果类等食之不

当，可增加对胃肠黏膜的损伤，引起胃肠炎症或胃肠出血；化学性刺激，如喝浓茶、喝浓咖啡、喝浓肉汤、大量饮用烈性酒等，可刺激食管和胃肠道黏膜，使其充血、水肿、糜烂甚至溃疡，常易引起食管炎、胃炎、溃疡病、慢性肠炎等。因此，胃肠病尤其是溃疡病患者，要尽量避免机械性和化学性刺激过强的食物。

4．少吃、不吃腌制与辛辣、烧烤、煎炸食物

腌制、熏烤食品，如咸菜、腌肉、腌鱼、熏肉、熏鱼、腊肉、香肠等所含的亚硝胺类化合物是食管癌、胃癌以及大肠癌的致病因素之一；麻辣烫、串串香、火锅、烧烤、煎炸食物性多温热，容易助热生火，导致胃肠燥热、胃阴虚损，出现胃脘痛、大便秘结等病证。煎炸食物因油脂较多，还易引起消化不良。为了身体健康，应少吃或不吃腌制、熏烤食品以及辛辣、烧烤、煎炸食物。

5．禁忌产气、产酸与生冷、冰凉食物

芋头、红薯、土豆、山药、生萝卜、洋葱、生葱、生蒜等产气食物，有产气鼓肠、增进肠道蠕动的作用，胃肠炎、溃疡病等胃肠病患者宜禁食；芋头、红薯、土豆、山药、甜点及糖醋食品有产酸作用，溃疡病、吐酸者宜禁食；冷饮、水果、冷拌菜等生冷、冰凉食物容易使脾胃阳气受伤、功能虚衰，并产生阴寒内盛的腹部冷痛和升降失调的呕吐、泄泻，脾胃功能差、阳虚体质以及寒性胃脘痛、胃痞、腹痛、泄泻等病证患者宜慎食。

垃圾食品及其危害

垃圾食品是指营养成分少，添加剂多甚至含有有害成分，而且没有保健功效的食品。长期食用垃圾食品有可能损害身体健康。因此应该尽量少量食用或者不食用。

油炸类食品：油炸淀粉易致心血管疾病；含致癌物质，有致癌危险；破坏维生素。

腌制类食品：有引起高血压，增加肾负担，导致鼻咽癌的可能；破坏肠胃黏膜系统，易得溃疡病和胃肠炎症。

加工类肉食品（主要指肉干、肉松、香肠等）：含亚硝酸盐等致癌物质，可致癌；含大量防腐剂，加重肝负担。

饼干类食品（不含低温烘烤的饼干和全麦饼干）：食用香精和色素过多对肝功能造成负担；严重破坏维生素；热量过多，营养成分低。

汽水、可乐类食品：含磷酸、碳酸，会带走体内大量的钙，引起缺钙；含糖量过高，喝后有饱胀感，影响正餐进食。

方便类食品（主要指方便面和膨化食品）：盐分过高，含防腐剂、香精，容易伤肾、损肝；只有热量，没有营养，容易引起营养不良、肥胖。

罐头类食品（包括鱼肉类和水果类罐头）：破坏维生素，使蛋白质变性；热量过多，营养成分低。

话梅蜜饯类食品（果脯）：含亚硝酸盐等致癌物质，可致癌；盐分过高，含防腐剂、香精，容易伤肾、损肝。

冷冻甜品类食品（主要指冰激凌、冰棒和各种雪糕）：含人造奶油，易引起肥胖；含糖量过高，影响正餐进食。

烧烤类食品：含大量三苯四丙吡等强致癌物质，可致癌；导致蛋白质炭化变性，加重肝肾负担。

（四）勤运动

勤运动，即经常适度的运动。

《吕氏春秋》记载："流水不腐，户枢不蠹。"说的是流动的水不会腐败、经常转动的门轴不会虫蚀，比喻经常运动的东西不易受损害。18世纪法国哲学家伏尔泰提出："生命在于运动。"讲的是生命活动与运动密切相关。也就是说，由于运动与祛病延年、健康长寿有关，因此运动是生命的需要。

中医认为，运动有畅达经络、疏通气血、和调脏腑的作用，由此可达到增强体质、益寿延年的养生目的。现代研究显示，运动对人体是一种生理刺激，可使人体各组织器官发生适应性变化，并逐渐增强其功能，因此对身体健康大有裨益。

研究认为，运动对消化系统而言，作用十分明显。运动可加强胃肠蠕动、消化液分泌和脂肪代谢，促进身体的消化、吸收与排泄，长期运动能使固定肝、胃、脾、肠等内脏器官的韧带得到加强。因此，运动能预防或改善胃食管反流症、消化不良、大便秘结、胃肠下垂、脂肪肝、溃疡病与胃炎等疾病。

临床观察显示，静态生活时间增加、运动不足是目前胃肠病、脾胃病发生的主要原因之一。1997年WHO发表报告指出：不健康的生活方式——“沙发土豆文化”正在威胁着人类健康。“沙发土豆文化”指坐在沙发上，少有运动或运动不足，吃着油炸薯条、喝着可乐，一门心思地上网、看电视、玩电脑的不健康的生活方式。目前，愈来愈多的中国人已经成为“沙发土豆族”。2016年5月13日，国家卫生计生委发布的《中国居民膳食指南（2016）》强调平衡膳食对健康的重要性，同时明确提出要“吃动平衡，健康体重”。

为防治胃肠病，保养脾胃，建议人们应重视体育锻炼，养成经常适度运动的良好习惯。胃肠病患者的运动方式，以自己喜欢的有氧运动为主，具体有传统健身运动、医疗体操、散步慢跑等。

运动对于防治胃肠动力不足导致的便秘、消化不良、慢性胃炎及胃肠下垂、脂肪肝等疾病有重要的价值，甚至是其治疗的首选方法。

需要注意的是，急性胃肠炎、胃出血、腹部疼痛患者不宜参加运动，应待病情好转或康复后再进行适当运功。

有氧运动与无氧运动

有氧运动是指人体运动时吸入的氧气与需求相等，主要以有氧代谢供能方式供能做功的运动。有氧运动的作用主要是提高身体的有氧代谢能力，是促进身体健康的主要运动方式。如跳绳、健身舞、韵律操、快走、慢跑、竞走、滑冰、骑车、游泳、篮球、足球等球类运动等即属有氧运动。

无氧运动是指人体运动时由于负荷较重，吸氧量不能满足机体需氧量，体内无氧代谢供能加强，并以无氧代谢供能方式为主的运动。无氧运动主要表现在竞技运动领域，像举重、赛跑、跳高、跳远、投掷等具有爆发性的运动即属无氧运动。

中等强度和小强度运动均属有氧运动范畴，在此类强度范围内进行运动，不易产生运动性疲劳，是健身运动选择的运动强度。极限强度和亚极限强度运动属于无氧运动范畴，在此类强度范围内的运动极易发生运动性疲劳，是竞技运动选择的运动强度。

（五）莫忧愁

莫忧愁，即注意怡养精神、调摄情志，避免或减少忧愁、思虑、恼怒对脾胃的影响。

中医学早就认识到，胃肠病的发生发展与精神情志有着密不可分的关系，如忧愁、思虑过度，可致肺气郁、脾气结，久之肝气也会郁滞，横逆乘犯脾胃，则会导致胃肠疾病；恼怒伤肝，致使肝气上冲，可致脾胃升降失调，引起胃肠疾病。

西医学近年研究发现，人的消化道也存在一个称为“肠神经系统”的神经系统，其与中枢神经系统以及消化系统一起，形成了神经内分泌网络系统，又叫“脑肠轴”。如果人的情绪不好，就会通过脑肠轴，引起脑肠肽等胃肠激素分泌异常，导致消化功能障碍。反之，如果消化道出现问题，也会通过脑肠轴影响中枢神经系统，引起人的精神情绪异常。因此，不良的精神情绪因素可以通过人的神经内分泌网络系统导致胃肠疾病，引起消化性溃疡、胃食管反流病、功能性消化不良、肠易激综合征等，出现胃痛、胃胀、恶心、呕吐、反酸、胃灼热、便秘、腹泻等各种不适。据统计，消化系统心身疾病的种类居内科心身疾病的首位，占消化系统所有疾病的42%。

为防治胃肠病，保养脾胃，建议人们应重视精神情志调摄，避免或减少不良情绪对脾胃的影响。

1. 注意性格、情操及道德的修养

要求做到心胸豁达，待人和善，遇事不要斤斤计较、冥思苦想，更不要对身外之物多费心思，避免忧思、恼怒及过惊、过恐、过悲等不良情绪的刺激和干扰，经常保持稳定的情绪和乐观的心态。如《素问·上古天真论》谈到养生时就说，人们如果想得到健康，就要做到“美其食，任其服，乐其俗，高下而不相慕”。意思是人要安于现状，自得其乐。吃粗茶淡饭时宛如食山珍海味；穿布衣草履时犹如着绫罗绸缎；在什么样的风俗环境中都能与之相融，其乐融融；见别人当官，自己既不艳羡，也不妒忌，淡然处之，毫不动心。这样才能少生闲气，少得疾病，益寿延年。北京中医医院消化中心刘汶主任医师在《心情好，胃就好》一文中提出：“三分治疗七分养，预防护理更重要；调理情绪气量宽，饮食规律油腻少；阿Q精神弥勒心，自我解嘲没烦恼；互相谦让为人善，胃病不找精神好”，就很有见地。

2. 注意进食宜乐，恬愉为务

恬愉即愉快、乐观的意思。人的情绪好坏直接影响食欲，影响消化吸收。愉快的情绪可使食欲大增，胃肠消化功能旺盛，这就是中医所谓“土得木而达”，“肝主疏泄，调畅气机，协助脾胃消化、吸收与排泄”的意思。反之，情绪不好，忧思恼怒，则会导致胃肠功能紊乱、脾胃功能失调，影响食欲，影响消化、吸收与排泄。如古人云：“食后不可便怒，怒后不可便食。”所以食前、食后均应保持愉快乐观的情绪，力戒忧思恼怒，不使其危害健康。进食宜乐，一要注意进食的环境要宁静、整洁；二要注意进食过程中不谈令人不愉快的事情，像自古以来就有“饭桌上不教子”的古训；三是进食时聆听轻快、优美的乐曲，如此才能放松精神、愉悦心志，使胃肠、脾胃功能强健，有助于胃肠病的防治。

（六）时时防

时时防，即预防和治疗胃肠病，应树立时时防的观念，才能取得理想的效果。

1．预防和治疗胃肠病，首先要树立“时时防”的观念

“处处防”即大事小情，都需注意。“六大原则”中的前五者“素为主，八成饱，勿刺激，勤运动，莫愁肠”讲的实际都是“处处防”。

胃肠病的成因复杂，有饮食失常、精神情志、外感病邪、过劳过逸、药物毒副作用等环境因素，以及素体因素和内生致病因素等体质因素，这些因素不仅与胃肠病的发病有关，而且与胃肠病的康复关联。因此，预防和治疗胃肠病，应树立“处处防”的观念，大事小情，全面提防，都需注意。

饮食方面，须注意“素为主、八成饱、勿刺激”，即使营养结构合理，保证生理需求；又不过饥过饱，损伤脾胃功能；同时也应少食或不食刺激脾胃的饮食。

精神情志方面，须注意怡养精神、调摄情志，避免或减少愁忧思虑对脾胃的影响。

外感病邪方面，须注意避免寒邪、燥邪和湿邪等外邪对脾胃的伤害。

劳逸方面，须注意劳力、劳心过度和过度安逸对脾胃、胃肠的影响。

药物方面，须慎用解热镇痛类、肾上腺皮质激素类与抗生素类药物，以及苦寒中药、补药等，避免或减少药物的毒副作用。

对于气虚、阳虚与阴虚等体质者，未病先防，加强调养，增强体质，减少致病因素的侵袭。

2．“时时防”即持之以恒、长期坚持

预防和治疗胃肠病，既要“处处防”，更要“时时防”。

《黄帝内经》强调“道贵长存”，即养生之道贵在身体力行、长期坚持。后世养生家也都遵从《黄帝内经》养生必须“持之以恒、长期坚持”的原则。如葛洪在《抱朴子·内篇》中说“故治身养性，务谨其细”，即养生应从处处、时时做起；并认为那些未能达到健康长寿的人，大多都是对养生之道“闻之者不信，信之者不为，为之者不终”造成。意思是，养生未取得成效，或是由于不相信科学、不相信养生；或虽然相信科学、相信养生，但信而不为，没有践行养生之道；或既相信科学、相信养生，

又践行养生之道，却未能之以恒、长期坚持引起的。

养生不是靠一时一事就能达到，而需要在一生之中，时时防、处处防，持之以恒、坚持不懈地进行，这样才能增强体质，减少致病因素的侵袭，少生疾病，加速康复，延年益寿。

二、胃肠病养生的五个大法

（一）管住嘴巴

胃肠病可以说是“吃”出来的疾病，饮食失常是胃肠病发病和难以治疗的最主要的原因。因此，养成良好的饮食习惯，选择适宜的饮食与食疗药膳调治方法，明确禁忌的饮食，管住嘴巴，对于预防胃肠病的形成、缓解胃肠病的症状都有非常重要的作用和积极的意义。

1. 饮食调养防治胃肠病

（1）**慢性胃炎患者饮食**：慢性胃炎中医称为胃痛、胃脘痛，萎缩性胃炎中医则常称为胃痞，其常伴有食欲不振、疲乏等症状。

1）**适宜食物**：饮食宜细软易消化，富含蛋白质、碳水化合物、维生素。

慢性胃炎不仅消化功能低下，而且由于受摄入量和食物种类的限制，容易引起营养缺乏，因此膳食中应有足够的营养素。例如，平时多喝牛奶、豆浆，多吃豆腐脑、鸡蛋羹和西红柿、嫩叶蔬菜等，不仅营养丰富，而且容易消化，可减轻胃肠负担，对胃炎愈合非常有益。主食最好以面食为主，如汤面条等，便于食后消化和稀释、中和胃酸。

萎缩性胃炎因胃酸很低或缺乏胃酸分泌，常伴有缺铁性贫血，所以饮食中应增加猪肝、蛋类、瘦肉、鱼肉等，以补充铁元素，促进铁质的吸收。最好餐前吃点新鲜山楂或山楂片、果丹皮；汤面条中或炒菜时适量放些食醋，或直接食用少量米醋，以帮助消化。

2）**禁忌食物**：禁酒忌辣，少吃肥甘食物。

酒中的酒精刺激胃黏膜，易引起胃炎。胃炎患者饮酒，易发生胃出血、胃穿孔，甚至造成生命危险。因此，要防治胃炎，必须禁酒。

此外，还应注意少吃、不吃麻辣烫、串串香等辛辣刺激食物，不抽烟，少喝浓茶、咖啡；少食肥腻油脂类难消化的食物以及过于甘甜、影响消化的食物；少吃或不吃过生、过硬、粗糙和不易消化的食物，以免损伤胃黏膜；饮食冷热适度，避免过冷、过热食物刺激、损伤胃黏膜。

（2）**消化性溃疡患者饮食**：消化性溃疡中医称为胃痛、胃脘痛，常伴有嘈杂、吐酸等症状。

1）**适宜食物**：饮食应细软易消化，富含碳水化合物、蛋白质并且易消化的脂肪。

溃疡病患者因受摄入量和食物种类的限制，也易发生营养缺乏，所以膳食中应有足够的营养素——碳水化合物、蛋白质、易消化的脂肪和维生素。主食以稀粥、烂饭或面条、馒头为宜；蛋白质以含全价蛋白质的鸡蛋和对胃酸有稀释中和作用的牛奶较好，鸡鸭、鱼肉、瘦肉应切成细丝炖烂、煮烂食用或做成肉圆食用；每天摄取60g左右的脂肪，有抑制胃酸的作用；每天可吃去皮的水果及煮熟的蔬菜，以补充维生素的需求。

溃疡活动期或胃有少量出血时，以流质饮食为宜，同时应忌粗糙食物以及产气和不易消化的食物，如粗粮、芹菜、韭菜、红薯、土豆等，以免加重病情。

2）**禁忌食物**：忌食辛辣，不吃粗硬、酸甜食物。

应绝对禁食酒、咖啡、浓茶、辣椒、芥末、胡椒等辛辣刺激食物。少吃、不吃粗硬食物，如粗粮、竹笋、坚果，以免损伤溃疡面而加重病情或引起出血。

山楂、葡萄、杏子、乌梅、酸辣粉与甜羹、酒粮、糕点、糖果等酸甜食物因能增强胃液酸度和直接损伤溃疡面，应少吃或不吃。

治疗其他疾病的过程中，如果需服用对胃有刺激的药物，如阿司匹林、吲哚美辛等解热镇痛类药物，地塞米松等肾上腺皮质激素药物，宜饭后服，能用其他药代替者，应尽量少用或不用此类药物。

（3）**慢性肠炎患者饮食**：慢性肠炎包括过敏性肠炎、溃疡性结肠炎、肠道易激综合征等具体病症，中医均称为泄泻。

1）适宜食物：饮食应易消化，富含蛋白质、热量和维生素。

慢性肠炎患者由于长期腹泻，导致营养损失严重，常有身体消瘦、身体疲乏、贫血等表现。因此，宜食蛋白质、维生素和热量丰富的食物，而且要容易消化，尤其要选用富含优质蛋白质的食物。粥、面条、馒头、饼干、面包、蛋糕，鲜鱼、瘦肉、蛋类、豆制品，新鲜的蔬菜（如菜心、嫩菜叶等），质软的果菜（像杨梅、橘子、冬瓜、山药等），都宜于慢性肠炎患者食用。

2）禁忌食物：禁食产气、刺激、粗硬与油腻食物。

洋葱、生葱、生蒜、生萝卜、生黄瓜、芋头、红薯、土豆及辣椒、胡椒、芥末、白酒等产气和刺激性食物由于会产气鼓肠或刺激肠道，致使肠道蠕动加强，引起或加剧腹泻，因此慢性肠炎患者应禁食产气和刺激性食物。

粗粮、坚果、竹笋、韭菜、老芹菜、硬菜帮等粗硬食物（即膳食纤维多的食物）可刺激肠道、增加肠蠕动；肥肉，油煎、油炸的食物以及油水过多的饭菜，既不容易消化，又有滑肠作用，所以慢性肠炎患者宜食少渣、低脂饮食，忌食粗硬与油腻食物。

牛奶及奶制品有润肠的作用，但有人喝牛奶后会引起腹胀、腹痛、肠鸣、排气和腹泻，牛奶及其制品还有可能成为引起过敏性肠炎、肠道易激综合征等肠炎的过敏因素，所以慢性肠炎患者以不喝、不吃牛奶及奶制品为宜。

（4）胃肠病适宜的饮料

1）酸牛奶：酸奶是一种半流体的发酵乳制品，因含有乳酸成分而带有柔和的酸味，经过发酵使其除保留了鲜牛奶的全部营养成分外，还可产生了人体营养所必需的多种维生素，如维生素B_1、维生素B_2、维生素B_6、维生素B_{12}等，并且更易消化和吸收，各种营养素的利用率也得以提高。

酸奶营养丰富，口感良好，还含有乳酸菌，所以具有保健作用，对消化系统而言，主要有以下作用：刺激胃酸分泌，促进消化吸收；维护肠道菌群平衡，形成生物屏障，抑制有害菌入侵；产生大量脂肪酸，促进肠道蠕动及菌体大量生长，改变渗透压而防止便秘；所含乳酸可抑制幽门螺杆菌的生长，对防治幽门螺杆菌感染性疾病，如慢性胃炎、溃疡病等有一定作用。

酸奶虽好，饮用不当，却会事与愿违。喝酸奶，有以下5个问题值得重视：

适量饮用：喝酸奶并非越多越好，尤其是保健食品身份的酸奶，更要控制饮用量。保健食品是具有特定功效的功能性食品，不能像普通食品一样随意大量食用，而是要注意适宜人群和用法用量，不要过量食用。一般而言，饮用酸奶一天以250ml左右为宜。

不要加热：酸奶中的活性益生菌，如果加热或用开水稀释，会大量死亡，不仅特有的味道消失了，营养价值也会损失殆尽。胃肠病患者若感觉从冰箱取出的冷藏酸奶太凉，可在室温下放一会儿，或将酸奶连包装放入温水中温一下再喝。注意，水温不宜超过60℃，加温时间在10分钟以内。加温后的酸奶温度不宜超过45℃，这个温度以内，既适合乳酸菌的生长，又不影响乳酸菌的生存。另外，用吸管吸酸奶时，一次吸的量不要太多，经过口腔内的缓慢“解冻”，再经食管到胃肠道，就可大大减少对胃肠道的寒冷刺激。

不要空腹饮用：人在空腹时，胃酸的浓度高，活的乳酸菌在胃液里很难存活，这样就降低了酸牛奶的保健作用。如果在饭后1～2小时内喝，胃液呈微酸性，乳酸菌在胃肠里能够迅速生长繁殖，可起到良好的保健作用。

不要与某些药物同服：氯霉素、红霉素、磺胺类等抗生素药物和治疗腹泻的一些药物，会杀死或破坏酸奶中的活性益生菌，所以酸奶不宜与这类药物同服。

并非所有胃肠病患者都适合：是否适合喝酸奶还要看是何种胃肠病，一般来说胃酸分泌属于正常（或正常偏高、正常偏低）状态的胃病患者是可以喝酸奶的，对身体有利无弊。萎缩性胃炎患者也适合喝酸奶，因为酸奶中的磷脂类物质会吸附在胃壁上，对胃黏膜起到保护作用，使已受损的胃黏膜得到修复。胃溃疡和十二指肠球部溃疡患者，往往与胃酸分泌过多有关，在溃疡活动期不宜喝酸奶。

2）葡萄酒：属于低酒度、低热量、低糖“三低”与丰富氨基酸、丰富维生素、丰富无机盐“三丰富”的酒种。葡萄酒含有糖、氨基酸、维生素、矿物质等人体必不可少的营养素，同时它可不经过预先消化，直接被人体吸收。

葡萄酒营养丰富，颜色鲜艳，清亮透明，果香、酒香扑鼻，口味酸甘，微微带涩，很受人们的喜爱，对人体还有诸多保健作用。“发酵之父”巴斯德曾经说过：“葡萄酒是最健康、最卫生的饮料。”对消化系统而言，葡萄酒主要有以下作用：所含各种有机酸能刺激胃液分泌，促进消化吸收，因此葡萄酒是最优良的佐餐饮料。据研究，每60～100g葡萄酒能使胃液分泌增加120ml。葡萄酒中的单宁，可增加肠道平滑肌肉纤维的收缩，对蛋白质类的食物具有明显的助消化作用，对结肠炎等胃肠病有一定疗效。适度饮用红葡萄酒会降低感染幽门螺杆菌的风险，对预防胃溃疡有一定的作用。但是，胃溃疡患者不宜饮酒，因为酒精可能刺激溃疡部位的神经，增加疼痛感。研究发现，经常饮用红葡萄者患直肠癌的风险降低了68%，而饮用白葡萄酒者未发现有上述抵抗力。

葡萄酒有一定保健作用，但喝葡萄酒，有以下3个问题值得重视：

适量饮用：葡萄酒毕竟是酒，而酒精对人体的危害已成定论，因此喝葡萄酒也要适量，一般一天控制在100ml左右。

佐餐饮用：葡萄酒历来是作为佐餐饮料而存在的，应配合其他食物一起食用，最好是在进餐时饮用。与大多数食物不同的是，葡萄酒不经过预先消化就可以被人体吸收，特别是空腹饮用时，在饮用后30～60分钟内，人体中游离的酒精含量就可达到最大值；而在进餐时饮用，则葡萄酒与其他食物一起进入消化阶段，此时葡萄酒的吸收速度较慢，需1～3小时，有利于葡萄酒的各种保健功能的充分发挥。这样饮用葡萄酒，不仅能增进食欲、帮助消化，起到某些保健作用，还可减少对酒精的吸收，血液中酒精浓度可比空腹饮用时减少一半左右

红葡萄酒比白葡萄酒好：白藜芦醇主要来源于葡萄的果皮，是葡萄中对人体极具保健功效的主要成分，近年来已引起越来越多的科学家的关注，不断有人发现和证实葡萄酒中的白藜芦醇的各种保健功效。有关研究表明，红葡萄酒的白藜芦醇含量为4～6mg/L，白葡萄酒的白藜芦醇含量为1～2mg/L，所以红葡萄酒的保健功效高于白葡萄酒。红葡萄酒的白藜芦醇之所以高于白葡萄酒，主要是因为酿造白葡萄酒要去掉葡萄皮进行发酵，而酿造红葡萄酒时却要保留葡萄皮进行发酵。

（5）胃肠病禁忌的饮料

1）冰镇饮料：经过冷藏、冷冻，性质寒凉，极易损伤脾胃阳气，造成胃肠血管收缩、消化腺分泌减少，经常饮用可引起食欲不振、消化不良等疾病。胃肠病患者饮用冰镇饮料，可诱发疾病或加重病情。

2）碳酸饮料：有产气的作用，饮用后可引起鼓肠，并使肠道蠕动增强，经常饮用会引起胃肠功能紊乱，出现食欲不振、消化不良等疾病。胃肠病患者饮用碳酸饮料，也可加重原有病情。

3）含糖饮料：经常喝含糖饮料，糖分摄入过多，在血糖浓度达到一定量的时候，就会刺激大脑中的饱食中枢发出“饱”的信号，使人感到饱或不感到饥饿，从而不想进食，长此以往会引起食欲减退、营养不良等疾病。

另外，在吃饭的同时或在饭后喝饮料，大量的饮料充满胃腔，稀释了胃液，碳酸饮料中的二氧化碳还会中和胃酸，可使胃液正常的消化功能大大下降，导致消化不良。此外，胃酸除有消化功能外，还有杀菌作用，若胃酸被饮料冲淡、中和，容易造成一些细菌在胃肠道的滋生，可引起急性胃肠炎等消化道感染性疾病。

2．食疗药膳治疗胃肠病

食疗药膳的那些事

食疗药膳是在中医学理论指导下，或由食物，或由药物与食物相配伍构成，采用传统制作工艺和现代加工技术，制成的一种既能果腹、满足人们对美味食品追求，同时又有保健、预防、治疗作用，美味可口，色、香、味、形俱佳的特殊膳食品。

1. 食疗药膳的异同

药膳最早见于《后汉书·列女传》，但历代提及较少。食疗在春秋战国时期的《黄帝内经》与东汉时期的《伤寒杂病论》中都有记载和运用，对后世影响最大的是唐代孙思邈的《千金要方》，历代提及较多。

一般情况下药膳与食疗两者可以互替代称或合称为食疗药膳。药膳与食疗的不同点有三个：

一是药膳是近代的叫法；食疗是传统的称呼。

二是药膳的内涵较小，由药物与食物两部分组成；食疗的内涵较大，包括药膳在内的所有膳食，即食疗既可单独由食物制成，又可以食物为基础，加上适当药物制成。

三是药膳表达的是膳食形态概念；食疗表达的是膳食功能概念。

2. 食疗药膳的分类

食疗药膳按功效作用一般可分成保健类、预防类与治疗类3类，其中保健类又可分为强身、健美、益寿、增智与美容5种。

食疗药膳按制作方法一般可分成菜肴类、粥饭类、面点类、茶饮类、药酒类、果品糖果类、膏滋类与汤羹类8类。

3. 食疗药膳的特点

一是注重整体，强调辨证施膳：食疗药膳学是中医学的一个分支学科，因此中医学的特点就是食疗药膳学的特点，即中医学的整体观念、辨证施治特点即体现在食疗药膳学的注重整体、辨证施膳的特点。

二是防治兼宜，重在保养脾胃：食疗药膳是特殊膳食品，能激发患者食欲，为胃所喜，所以重点是保养脾胃。食疗药膳既可强身防病，又可治疗疾病，预防疾病和健身养生的效果显著，治疗疾病主要用于慢性病的治疗或辅助治疗。

三是良药可口，老人儿童尤宜：药剂包括汤剂在内的丸、散、膏、丹，苦涩异味，良药苦口；而食疗药膳药食结合为膳食，美味佳肴，良药可口，尤其适宜于老人儿童患者。

以下以西医病症为主，结合中医证型，介绍一些简便易用的食疗药膳方剂，朋友们可以根据个人具体情况选择使用。

（1）慢性胃炎和消化性溃疡：慢性胃炎和消化性溃疡可参考中医的胃脘痛与胃痞，萎缩性胃炎可参考中医的胃痞辨证治疗。胃脘痛、胃痞常可分为寒邪客胃证、湿热内阻证、饮食内停证、肝胃不和证、瘀血内停证、胃阴亏虚证、脾胃气虚证和脾胃虚寒证等证型。

1）常用食疗中药

生姜

【来源】为植物姜的新鲜根茎。

【性味归经】味辛、性温，归脾、胃、肺经。

【功效】内温肺胃，降逆止呕，外散风寒，发汗解表。

【适应证】寒邪客胃型、脾胃虚寒型胃脘痛、呕吐，以及风寒感冒、肺寒咳嗽等病证。

【用法用量】食用：煮粥、泡茶、做蜜饯，或作为调料做菜肴。药用：煎汤、绞汁。用量：3～10g。

【古今研究】现代研究显示，生姜煎液能引起消化液的分泌增加，并能抑制异常发酵，使肠张力、节律及蠕动增加，可用于积气的排出与肠胀气引起的疼痛；生姜浸液及从生姜中分离出的成分的混合物都有比较明显的止呕作用。

干姜

【来源】为植物姜的干燥根茎。

【性味归经】味辛、性热，归脾、胃、肺、肾、心经。

【功效】温中散寒，温肺化饮，回阳救逆。

【适应证】适用于寒邪客胃型、脾胃虚寒型胃脘痛、胃痞、腹痛，以及寒饮所致的咳喘和阳虚阴盛引起的亡阳肢体冰冷等病证。

【用法用量】食用：煮粥、泡茶，或作为调料做菜肴。药用：煎汤。用量：3～10g。

【古今研究】现代研究显示，干姜有刺激肠胃、增加分泌、温暖肚腹的作用。

红茶

【来源】指不经杀青，而经萎凋、揉捻、发酵工艺制成的全发酵茶。茶叶经加工，所含茶多酚氧化而变成红色的化合物，外观色泽乌黑油润，沏泡出的茶汤色红鲜亮，因此称红茶。

【性味归经】味甘、性温，归心、肝、脾、肺、肾经。

【功效】生津止渴，提神消疲，除腻消食，散寒除湿，解郁止痛。

【适应证】适用于寒湿之邪阻滞所致或脾胃虚寒型胃脘痛、胃痞、腹痛、食欲不振，以及气滞血瘀型月经不调与痛经等病证。

【用法用量】食用：泡茶。用量：适量。

【古今研究】现代研究显示，红茶可使胃肠功能兴奋、运动加强、分泌增多，故对于胃肠功能低下、消化力弱的病症尤为适宜，也可作为饭前饮料以开胃助运，如英国人的下午茶大多用的是红茶。

花椒

【来源】为植物花椒的干燥成熟果皮，以四川产者质量最佳，故又名川椒、蜀椒。

【性味归经】味辛、性温，归脾、胃、肾经。

【功效】温中散寒，杀虫止痒。

【适应证】适用于寒邪客胃型、脾胃虚寒型胃脘痛、胃痞、腹痛、呕吐、泄泻，以及虫积腹痛和湿疹、肛周瘙痒、妇女阴痒等病证。

【用法用量】食用：煮粥，或作为调料做菜肴。药用：煎汤内服，或入丸剂、散剂，或煎汤熏洗。用量：煎汤内服3~6g，外用适量。

【古今研究】现代研究显示，花椒水提取物对实验性胃溃疡有明显的抑制作用。

胡椒

【来源】为植物胡椒的干燥成熟果实。果实呈暗绿色时采收，晒干，为黑胡椒；果实变红时采收，以水浸泡，擦去果肉，晒干，则为白胡椒。

【性味归经】味辛、性热，归胃、大肠经。

【功效】温中散寒，消食开胃，下气化痰。

【适应证】适用于寒邪客胃型、脾胃虚寒型胃脘痛、腹痛、呕吐泄泻，脾胃气虚所致的纳差、纳呆，以及痰气郁滞、蒙蔽清窍引起的癫痫等病证。

【用法用量】食用：煮粥，或作为调料做菜肴。药用：煎汤内服，或入丸剂、散剂。用量：煎汤内服2~4g。

【古今研究】《本草经疏》指出：“胡椒，其味辛，气大温，……凡胃冷呕逆，宿食不清，或霍乱（类似于胃肠炎的上吐下泻）气逆，心腹（指脘腹）冷痛，或大肠虚寒，完谷不化……，诚为要品。”

砂仁

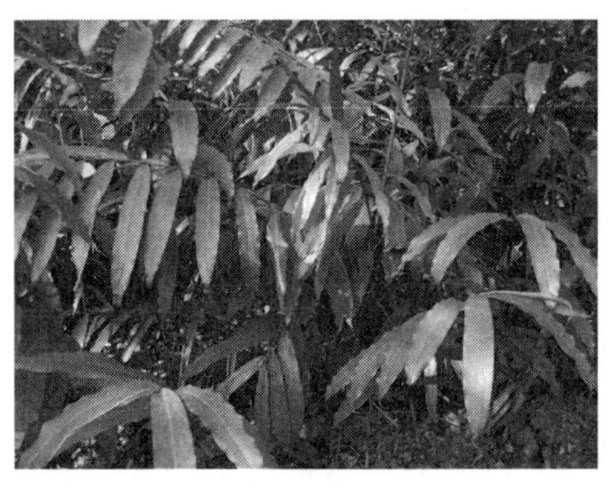

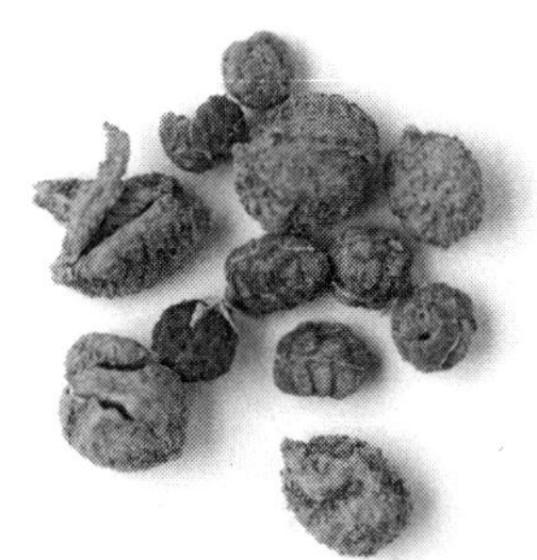

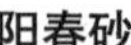

阳春砂　　　　砂仁药材、饮片

【来源】为植物阳春砂、绿壳砂、海南砂的干燥成熟果实。

【性味归经】味辛、性温，归脾、胃、肾经。

【功效】温中散寒，化湿行气，安定胎气。

【适应证】适用于寒湿之邪阻滞所致或脾胃虚寒型胃脘痛、胃痞、腹痛、呕吐、泄泻、食欲不振，以及妊娠呕吐、胎动不安等病证。

【用法用量】食用：煮粥，或作为调料做菜肴。药用：煎汤内服。用量：煎汤内服3～6g。

【古今研究】现代研究显示，砂仁煎剂可增强胃的功能、促进消化液的分泌、增进肠蠕动、促进消化道内积气的排出，起到帮助消化、消除肠胀气症状的作用。

橘皮

【来源】为植物橘的成熟干燥果皮，以陈久者为佳，故又称陈皮。

【性味归经】味辛苦、性温，归脾、肺经。

【功效】理气健脾，燥湿化痰。

【适应证】适用于寒湿之邪阻滞所致气滞型胃脘痛、胃痞、腹痛、呕吐、泄泻、食欲不振，以及痰湿咳嗽等病证。

【用法用量】食用：煮粥、泡茶、做蜜饯，或作为调料做菜肴。药用：煎汤。用量：3～10g。

【古今研究】现代研究显示，陈皮所含挥发油对胃肠道有温和的刺激作用，可促进消化液的分泌，排除肠管内积气，具有芳香健胃与降逆和胃气的效用。临床研究显示，陈皮可用于各种胃炎和结肠炎。

萝卜

【来源】为植物莱菔的新鲜根茎。

【性味归经】生者味辛甘、性凉，熟者味甘、性平，归脾、胃、肺、大肠经。

【功效】消食下气，化痰止咳，解渴利尿。

【适应证】适用于饮食内停型胃脘痛、腹痛、呕吐、呃逆，以及痰湿咳嗽、口干舌燥、小便不利等病证。

【用法用量】食用：生食，绞汁饮，或煎汤、煮食。用量：30~100g。

【使用注意】生萝卜味辛甘、性凉，有消食下气的作用，宜于饮食内停型脘腹胀痛、呕吐呃逆；熟萝卜味甘、平，有健脾消食的作用，宜于脾胃气虚、饮食内停型脘腹胀痛。

山楂

【来源】为植物山里红或山楂的干燥成熟果实。

【性味归经】味酸甘、性微温，归脾、胃、肝经。

【功效】消食化积，行气活血。

【适应证】适用于饮食内停型脘腹胀痛、嗳腐吞酸、呕吐泄泻，以及血瘀所致胸腹疼痛和血脂过高等病证。

【用法用量】食用：煮粥、泡茶、做蜜饯。药用：煎汤。用量：10~30g。

【古今研究】现代研究显示，山楂有促进胃液分泌和增加胃内消化酶等功能，所含解脂酶能促进脂肪类食物的消化，山楂酸可提高蛋白分解酶的活性，因此有开胃消食的作用。

【使用注意】一般而言，活血、降脂多用生山楂，消食、导滞宜用焦山楂。胃酸过多、消化性溃疡和龋齿患者，以及服用滋补药品期间忌服山楂，脾胃虚弱者慎服山楂。

麦芽

【来源】为植物大麦经发芽干燥而得的果实。

【性味归经】味甘、性平，归脾、胃经。

【功效】消食健胃，退乳消胀。

【适应证】适用于饮食内停型脘腹胀痛、嗳腐吞酸、呕吐泄泻，脾胃气虚型纳呆、纳差，以及妇女断乳、乳房胀痛等病证。

【用法用量】食用：煮粥、泡茶、炖菜。药用：煎汤。用量：小剂量10～15g，大剂量30～120g。

【使用注意】传统观点认为，生麦芽侧重消食健胃、健胃通乳，炒麦芽多用于退乳消胀。现代研究显示，麦芽催乳和回乳的双向作用不在于生用或炒用，而在于剂量大小的差异，即小剂量催乳，大剂量回乳。

玫瑰花

【来源】为植物玫瑰的干燥花蕾。

【性味归经】味甘微苦、性温热，归肝、脾二经。

【功效】理气解郁，活血散瘀，调经止痛。

【适应证】适用于肝胃不和型脘腹胁肋胀痛、吞酸吐酸、胃脘嘈杂，妇女月经不调、经前乳房胀痛，以及跌打伤痛等病证。

【用法用量】食用：泡茶、煮粥、泡酒、炖汤，也可加入糕点、糖果、甜食等食品中。药用：煎汤。用量：1.5～6g。

【古今研究】《本草正义》对玫瑰花给予高度评价："玫瑰花香气最浓，清而不浊，和而不猛，柔肝醒胃，流气和血，宣通窒滞而绝无辛温刚燥之弊，推断气分药之中，最有捷效而最为驯良者，芳香诸品，殆为其匹。"现代研究显示，玫瑰花有促进胆汁分泌的作用，对心肌缺血有保护作用，可有效缓解头痛、恶心及神经衰弱等症状。

乌梅

【来源】为植物梅的近成熟果实。

【性味归经】味酸涩、性平，归肝、脾、肺、大肠经。

【功效】敛肺止咳，涩肠止泻，固崩止血，生津止渴，安蛔。

【适应证】传统适用于治久咳、久泻、痢疾、便血、尿血、血崩、虚热烦渴及蛔厥腹痛、呕吐与钩虫病。现代适用于胃阴亏虚型萎缩性胃炎。

【用法用量】食用：泡茶、煮汤、做蜜饯。药用：煎汤。用量：一般3～10g，大剂量可用30g以上。

【古今研究】现代研究显示，乌梅对慢性萎缩性胃炎所致的胃酸缺乏、食欲不振等症有很好的疗效；重用乌梅（一般不少于30g）对慢性非特异性结肠炎有一定疗效。

猪肚与羊肚

【来源】为动物猪或羊的胃。

【性味归经】味甘、性温，归脾、胃经。

【功效】补益虚损，健脾益胃。

【适应证】适用于脾胃气虚型胃脘痛、胃痞、泄泻，以及虚劳羸瘦、小儿疳积等证。

【用法用量】食用：煮食。药用：入丸剂、散剂。用量：适量。

【古今研究】现代研究显示，猪肚、羊肚含有蛋白质、脂肪、碳水化合物、维生素及钙、磷、铁等营养物质，还含有胃泌素、胃蛋白酶等活性成分。

【使用注意】羊肚较猪肚性热，宜用于脾胃虚寒型胃脘痛、胃痞、泄泻。

鸡肫与鸭肫

【来源】动物鸡或鸭的胃。

【性味归经】味甘、性平，归脾、胃经。

【功效】消食导滞，促进消化。

【适应证】适用于饮食内停型、脾胃气虚型脘腹胀痛、嗳腐吞酸，脾胃气虚型纳呆纳差，以及小儿疳积、消渴、尿频等证。

【用法用量】食用：煮食。药用：入丸剂、散剂。用量：适量。

【古今研究】鸭肫较鸡肫性凉，宜用于饮食内停、食积化热型脘腹胀痛、嗳腐吞酸。

2）食疗药膳方剂

生姜和胃茶

【来源】《茶饮与药酒方集萃》

【组成】生姜3片，红茶适量。

【制法用法】二者共置茶杯中，以沸水冲泡3～5分钟，趁热频饮。1天1～2剂。

【功效】散寒止痛、温胃降逆，适用于急、慢性胃炎所致胃脘冷痛、呕吐清稀，中医诊断为寒邪客胃证的调治。

豆蔻馒头

【来源】《自然疗法丛书·食物疗法》

【组成】白豆蔻15g，自发馒头粉1000g。

【制法用法】白豆蔻研成或打成细末，加入馒头粉内，加3碗清水，搅拌后放置10～15分钟，然后制成馒头坯。将馒头坯放入蒸笼内，用武火蒸20分钟即成。做主食食用。

【功效】散寒除湿、行气止痛、温胃止呕，适用于慢性胃炎和消化性溃疡所致脘腹饱胀、胃中冷痛、食欲不振、恶心呕吐、舌苔白腻，中医诊断为寒邪客胃证或湿阻中焦证的调治。

五香酒料

【来源】《清太医院配方》《茶饮与药酒方集萃》。

【组成】砂仁、檀香、青皮、丁香、官桂、大茴香、薄荷、藿香、甘松、三奈、白芷、菊花、炙甘草各12g，木香、红曲、细辛各1.8g，小茴香1.5g，干姜1.2g，烧酒1000g。

【制法用法】以上各味以绢袋盛好，入烧酒中浸泡，10天后可用。每天早晚各饮1次，1次1～2盅。

【功效】散寒除湿、消食化滞、健脾开胃、疏肝止痛，适用于慢性胃炎和消化性溃疡所致脘腹饱胀、胃中冷痛、食欲不振、恶心呕吐、嗳腐吞酸、舌苔白腻，中医诊断为寒邪客胃证、湿阻中焦证、饮食内停证的调治。此外，对于寒湿凝滞、肝气郁结引起的疝气疼痛以及暑季内有暑湿、外感风寒所致的头身疼痛、恶心厌食等证，亦有较好的辅助治疗作用。

【使用注意】①不善饮酒者，可减少用量或兑入凉白开水稀释后饮用。②忌食生冷、油腻食物。

良附粥

【来源】《英汉实用中医文库·中国药膳》。

【组成】高良姜、香附各9g，粳米100g。

【制法用法】高良姜、香附加水煎煮，去渣取汁，加粳米及适量水，共煮成粥。1天内分2次食用。

【功效】温胃散寒、疏肝理气，适用于慢性胃炎、消化性溃疡所致胃中冷痛或脘腹胁肋胀痛、呃逆嗳气，中医诊断为寒邪客胃证、肝胃不和证的调治。

【使用注意】本方源自《良方集腋》的“良附丸”。原书指出：“本方用治诸痛，如因寒而得者，用高良姜6g，香附3g；如因怒而得者，用高良姜3g，香附6g；如因寒怒兼有者，用高良姜、香附各4.5g。”

山楂麦芽茶

【来源】《中国中医药报》（2015年2月18日）、《中医药膳学》。

【组成】山楂（生山楂、炒山楂均可）、生麦芽各10g，红糖适量。

【制法用法】山楂洗净，与麦芽同置保温杯杯中，倒入开水，加盖，泡焖10分钟，代茶饮用，随饮随添水，至味淡为止。饮用时可加入适量红糖。

【功效】消食化滞，适用于慢性胃炎、功能性消化不良所致纳呆、纳差、脘腹胀闷、嗳腐吞酸、呕吐泄泻，中医诊断为饮食内停证的调治。

神仙药酒丸

【来源】《清太医院配方》《茶饮与药酒方集萃》。

【组成】红曲30g，砂仁15g，木香9g，檀香、丁香各6g，茜草60g。

【制法用法】上药共为细末，炼蜜为丸，备用。用时每丸可泡白酒500ml，适量饮用。

【功效】开胃消食、顺气导滞，适用于慢性胃炎、功能性消化不良所致脘腹胀痛、嗳腐吞酸，中医诊断为饮食内停证、肝胃不和证的调治。

【使用注意】药酒制成后，气味芬芳扑鼻，酒色由白转红，饮后胸膈脘腹饱胀即刻消失，其乐融融，故有“神仙”之美誉。

健脾消食蛋羹

【来源】《临床验方集锦》《中医药膳学》。

【组成】鸡内金30g，山楂20g，山药、茯苓、莲子、麦芽、槟榔各15g，鸡蛋若干枚，盐、酱油等调料各适量。

【制法用法】上述药、食，除鸡蛋外共研细末，备用。用时每次5g，加鸡蛋 1 枚，清水适量调匀蒸熟，加适量食盐或酱油调味即可。食用，1天1～2次。

【功效】补脾益气、消食开胃，适用于慢性胃炎、功能性消化不良所致纳呆、纳差、脘腹胀闷、嗳腐吞酸、呕吐泄泻、大便溏泻、脉象虚弱，中医诊断为饮食内停证兼及脾胃气虚证的调治。

谷芽麦芽煲鸭肫

【来源】《中国老年》(2011年第21期)。

【组成】生谷芽15～20克，生麦芽15～30克，鸭肫1～2个。

【制法用法】谷芽、麦芽洗净，稍浸泡；鸭肫剖开，除去肫内的脏杂、剥去鸭内金。把谷芽、麦芽和鸭肫一起放进瓦煲或炖锅，加入清水1000ml(约4碗水量)，先大火煲沸，改用中小火煲至250ml即可。鸭肫取出薄切片，喝汤、吃肫。

【功效】同健脾消食蛋羹。

玫瑰三泡台

【来源】《甘肃药膳集锦》。

【组成】玫瑰2～3朵，佛手片3g，绿茶2g，带壳桂圆干2～3枚，冰糖20g。

【制法用法】上述各味(桂圆压破)放入带盖茶杯内，沸水冲沏，盖盖泡焖3～5分钟，随饮随续水，至味淡为止。

【功效】疏肝解郁行气、和胃除胀止痛，适用于慢性胃炎、萎缩性胃炎、功能性消化不良所致精神郁闷或烦躁、脘腹胁肋胀痛、呃逆嗳气，中医诊断为肝胃不和证的调治。

行气健胃粥

【来源】《英汉实用中医文库·中国药膳》。

【组成】砂仁3g，橘皮、佛手、枳壳各6g，粳米100g。

【制法用法】前4味水煎，去渣取汁，加粳米和适量水，共煮成粥。1天分2次食用。

【功效】行气健胃、理气止痛，适用于慢性胃炎、功能性消化不良所致脘腹胁肋胀痛、呃逆嗳气、不思饮食，中医诊断为肝胃不和证的调治。

大佛酒

【来源】《百病饮食自疗》《茶饮与药酒方集萃》。

【组成】大佛手、大砂仁、大山楂各30g，黄酒(或米酒)500ml。

【制法用法】前3味洗净，置酒瓶中，以酒浸泡1周，即可饮用。每次饮15～30ml，早晚各1次。

【功效】疏肝和胃、行气止痛、开胃消食，适用于慢性胃炎、功能性消化不良所致脘腹胁肋胀痛、呃逆嗳气、纳食不消，中医诊断为肝胃不和证的调治。

【使用注意】①不善饮酒者可减少用量或兑入凉白开水稀释后饮用。②饮时可加冰糖适量以矫味。

三七藕汁炖鸡蛋

【来源】《家庭医学》（1998年第10期）。

【组成】三七末3g，莲藕1段，鸡蛋1个。

【制法用法】莲藕洗净，削皮，榨取藕汁约50ml。鸡蛋去壳，打入碗中。将藕汁与三七末一起放入，搅拌均匀，隔水炖1小时。食用，1天1～2次。

【功效】活血止痛、凉血止血，适用于消化性溃疡、慢性胃炎所致脘腹刺痛、痛处不移，或有吐血便血，或有包块，舌质暗、脉沉涩，中医诊断为瘀血内停证的调治。

【使用注意】可加适量酱油调味。

玉石梅楂饮

【来源】《英汉实用中医文库·中国药膳》。

【组成】玉竹、石斛、生山楂、白芍各6g，乌梅、甘草各3g。

【制法用法】以上各味水煎，代茶饮用。

【功效】养阴益胃、和中止痛，适用于慢性胃炎尤其是慢性萎缩性胃炎胃酸缺乏所致胃脘不舒或隐痛、饥不欲食、口干唇燥、干呕呃逆、大便干燥，中医诊断为胃阴亏虚证的调治。

【使用注意】可加适量冰糖调味。

石玉粳米粥

【来源】《中老年保健》（2005年第5期）。

【组成】石斛12g，玉竹9g，大枣5枚，粳米60g。

【制法用法】先将石斛、玉竹洗净煎汤后去渣取汁，待用。将粳米淘净，加入大枣及药汁、清水，用文火煮至黏稠烂熟即可。吃枣喝粥，每天1次。

【功效】养阴益胃、益气健脾，适用于慢性胃炎所致胃脘不舒或隐痛、干呕呃逆、大便干燥、神疲乏力、食欲不振，中医诊断为胃阴亏虚证兼及脾胃气虚证的调治。

【使用注意】可加适量冰糖调味。

山药粥

【来源】《自然疗法丛书·食物疗法》。

【组成】鲜山药100g，糯米100g，白糖适量。

【制法用法】鲜山药洗净去外皮、切成丁，糯米淘洗干净。锅内注入清水，放入糯米、山药丁，中火烧开，改用小火慢煮至粥熟，加入适量白糖调味即成。趁热食用。

【功效】健脾养胃、益气和中，适用于慢性胃炎所致胃脘隐痛、食少便溏、神疲乏力，中医诊断为脾胃气虚证的调治。

糖蜜红茶

【来源】《药膳食谱集锦》《茶饮与药酒方集萃》。

【组成】红茶5g，蜂蜜、红糖适量。

【制法用法】红茶放保温杯中，沸水冲泡，加盖泡焖10分钟，调入蜜与糖。趁热频饮，饭前饮用，1天3剂。

【功效】温中补虚、散寒止痛，适用于慢性胃炎、消化性溃疡所致脘腹隐痛、喜温喜按、四肢不温，中医诊断为脾胃虚寒证的调治。

【使用注意】方中蜂蜜、红糖可致泛酸，故对胃酸多者不适宜，可少用或不用。

温中健胃饼

【来源】《英汉实用中医文库·中国药膳》。

【组成】山药、白术、茯苓各60g，干姜30g，陈皮15g，面粉1000g，胡椒粉适量。

【制法用法】以上除面粉、调料外，共研为细末，加胡椒粉适量，混匀，与面粉一起加水和面，做成小饼，置烘箱内烘熟。随意适量食用。

【功效】温中散寒、健胃补虚，适用于慢性胃炎、消化性溃疡所致脘腹隐痛、喜温喜按、食少便溏，中医诊断为脾胃虚寒证的调治。

胡椒砂仁炖猪肚

【来源】《吉林中医药》(1994年第1期)。

【组成】白胡椒100g，砂仁12g，猪肚1只，食盐适量。

【制法用法】猪肚洗净，将整粒白胡椒与砂仁共装入猪肚内，加水适量，以中小火炖烂，加盐调味。取出猪肚，去白胡椒与砂仁，把猪肚切成细条和汤食用。1个疗程5天，1天1次，病重者可酌情延长疗程。

【功效】温中补虚、散寒止痛，适用于慢性胃炎、消化性溃疡所致脘腹疼痛、喜温喜按、四肢不温、食欲不振，中医诊断为脾胃虚寒证、寒邪客胃证的调治。

（2）急性肠炎与慢性肠炎：急性肠炎中医称暴泻，常可分为寒湿泄泻、湿热泄泻、伤食泄泻等证型。慢性肠炎中医称久泻，常可分为脾胃气虚泄泻、脾肾阳虚泄泻、肝脾不和泄泻等证型。

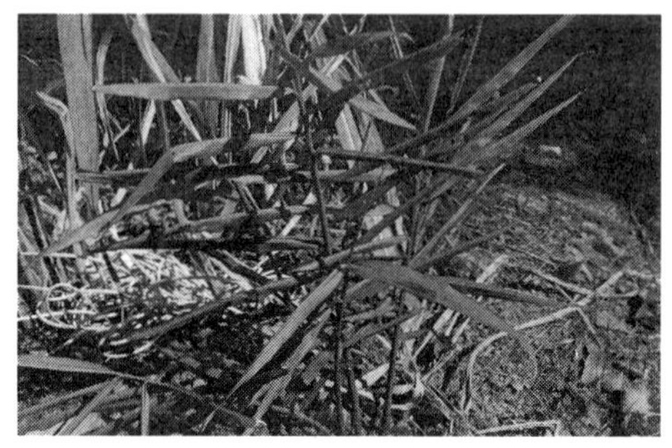

姜

1）常用食疗中药

炮姜

【来源】为植物姜干燥根茎的炮制品，又名黑姜。

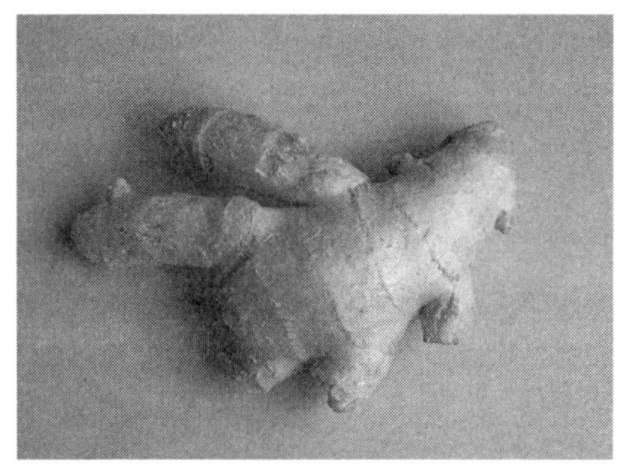

炮姜药材

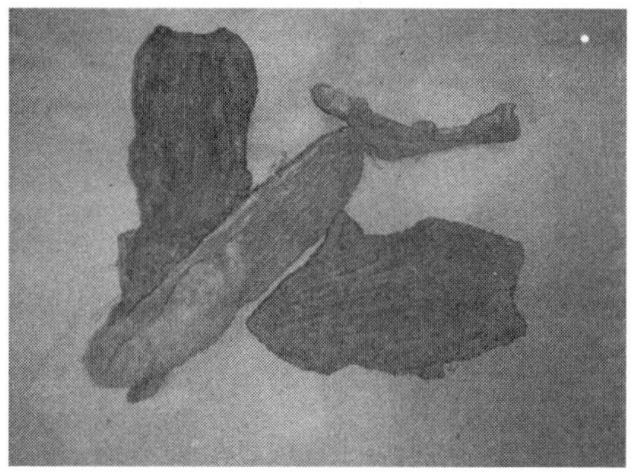

炮姜饮片

【性味归经】味苦涩、性温，归脾、肝经。

【功效】温中止泻，温经止血。

【适应证】适用于脾胃虚寒型腹痛、腹泻与脾胃虚寒、脾不统血所致出血病证。

【用法用量】食用：煮粥、泡茶。药用：煎汤。用量：3～6g。

【古今研究】《医学入门》中记载炮姜“温脾胃，治里寒水泄，下痢肠澼……心腹冷痛胀满，止鼻衄，唾血，血痢，崩漏”。

马齿苋

【来源】为植物马齿苋的全草。

【性味归经】味酸、性寒，归肝、大肠经。

【功效】清热解毒，凉血止血，止泻止痢。

【适应证】适用于湿热泄泻、热毒痢疾及疮疡痈疖、崩漏、便血等病证。

【用法用量】食用：煮粥、凉拌、做菜肴、做包子。药用：煎汤，或外用。用量：煎汤10～15g，鲜品30～60g；外用适量。

【古今研究】临床研究显示，马齿苋是治疗细菌性痢疾、急性胃肠炎、腹泻的药食两用之品，对多种化脓性皮肤病和外科感染，如乳痈、疖肿、丹毒、蜂窝组织炎、足癣感染等也有较好的疗效。

神曲

【来源】为面粉和其他药物混合后经发酵而成的加工品。

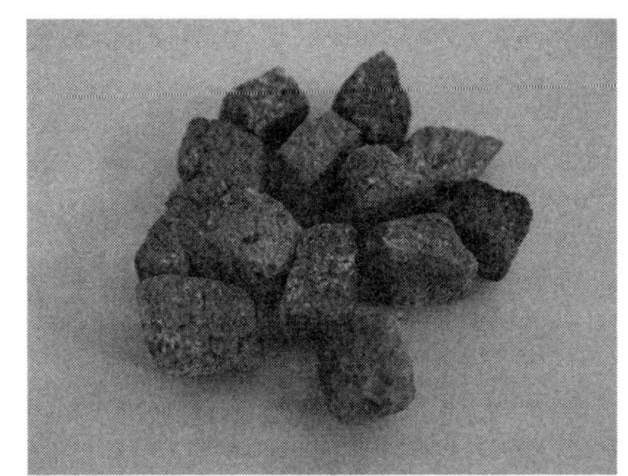

神曲

【性味归经】味甘辛、性温，归脾、胃经。

【功效】消食和胃。

【适应证】适用于食滞脘腹胀满不适、食少纳呆、肠鸣腹泻等病证。

【用法用量】药用：煎服。用量：6～15g。

【古今研究】现代研究显示，神曲含有多量酵母菌和复合维生素B，故有增进食欲、维持正常消化功能等作用。

【使用注意】消食宜炒焦用。

茯苓

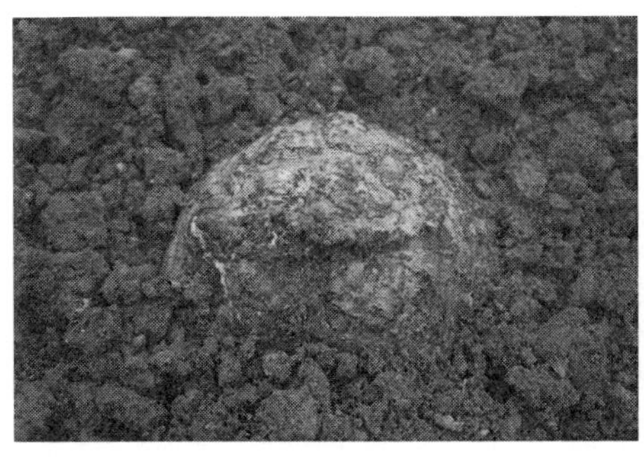

茯苓

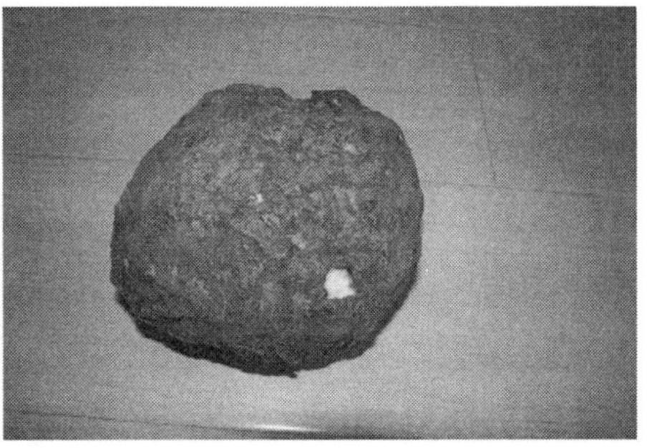

茯苓药材

【来源】为真菌茯苓的干燥菌核。

【性味归经】味甘淡、性平，归心、脾、肾经。

【功效】利水消肿，渗湿止泻，健脾益气，宁心安神。

【适应证】适用于脾虚泄泻、水肿、痰饮及心悸失眠等病证。

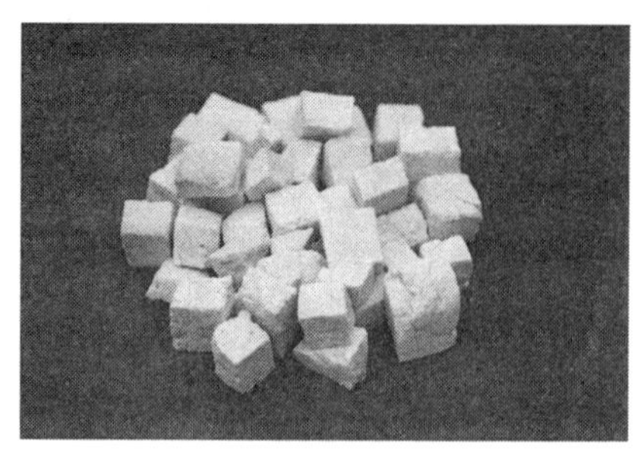

茯苓饮片

【用法用量】食用：煮粥、做面点。药用：煎服。用量：9～15g。

【古今研究】《世补斋医书》记载："茯苓一味，为治痰主药，痰之本，水也，茯苓可以行水。痰之动，湿也，茯苓又可行湿。"

薏苡仁

【来源】为植物薏苡的干燥成熟种仁，又名薏米、苡仁。

【性味归经】味甘淡、性凉，归脾、胃、肺经。

【功效】利水消肿，渗湿止泻，健脾益气，除痹止痛，清热排脓。

【适应证】脾虚泄泻、水肿及湿痹、肺痈、肠痈等病证。

【用法用量】食用：煮粥、做酒。药用：煎服。用量：9～30g。

【古今研究】《本草纲目》记载："薏苡仁……能健脾益胃……土能胜水除湿，故泄泻、水肿用之。"

白扁豆

【来源】为豆科植物扁豆的成熟种子。

【性味归经】味甘、性微温，归脾、胃经。

【功效】补脾和中，化湿止泻。

【适应证】适用于脾虚湿滞、食少、便溏或泄泻，以及暑湿吐泻等病证。

【用法用量】食用：煮粥、做菜肴、做面点。药用：煎服。用量：9～15g。

【古今研究】《本草纲目》记载：白扁豆"止泄痢，消暑，暖脾胃……"

山药

【来源】为植物薯蓣的根茎。

【性味归经】味甘、性平，归脾、肺、肾经。

【功效】补脾养胃，生津益肺，补肾涩精。

【适应证】适用于脾气虚弱所致消瘦乏力、食少腹泻或湿浊下注之妇女带下，肺虚咳喘，肾气肾阴虚损等病证，尤其对于脾肾俱虚者最为适宜。

【用法用量】食用：煮粥、做面点、做菜肴。药用：煎服。用量：15～30g。

【古今研究】现代研究显示，山药对实验大鼠脾虚模型有预防和治疗作用，对离体肠管运动有兴奋、抑制双向调节作用，还有助消化的作用。

芡实

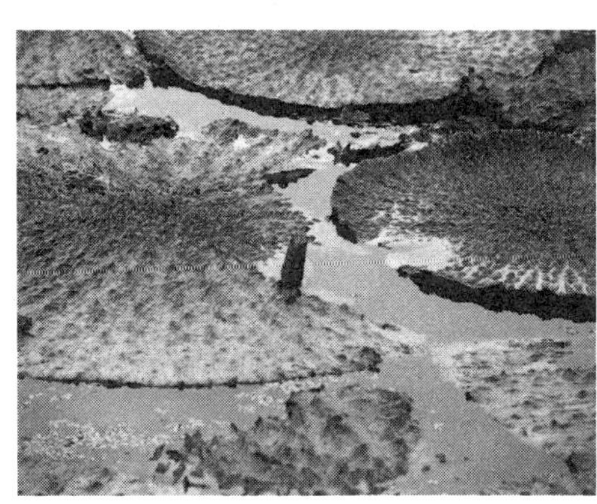

芡

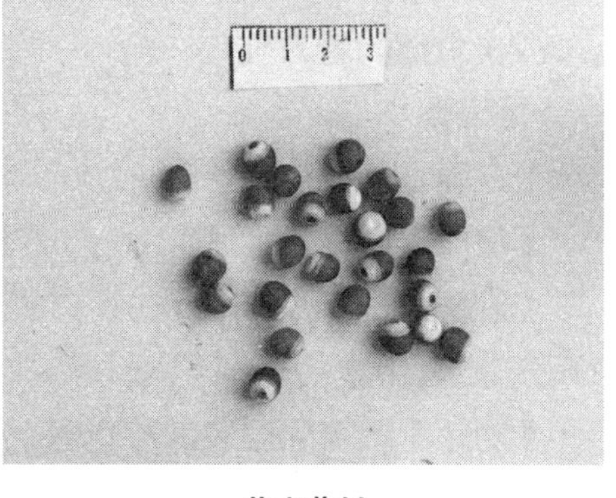

芡实药材

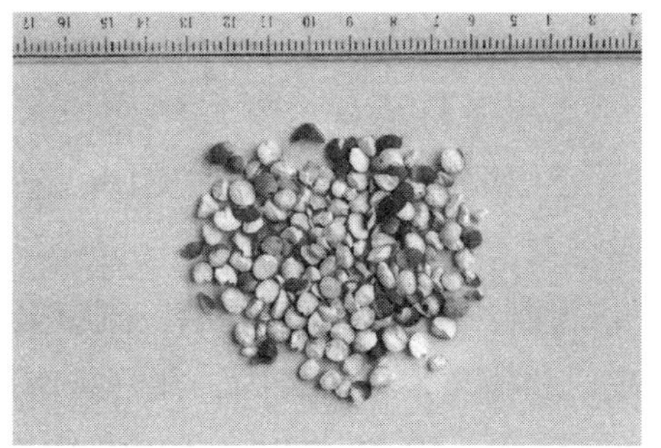

芡实饮片

【来源】为植物芡的成熟种仁。

【性味归经】味甘涩、性平，归脾、肾经。

【功效】健脾止泻，益肾固精，除湿止带。

【适应证】适用于脾虚久泻，肾虚遗精、滑精及妇女带下。

【用法用量】食用：煮粥、做面点。药用：煎服。用量：10～15g。

【古今研究】《本草求真》记载芡实“味甘补脾，故能利湿，而使泄泻腹痛可治……味涩固肾，故能闭气，而使遗带小便不禁皆愈”。

莲子

【来源】为植物莲的成熟种子。

【性味归经】味甘涩、性质平，归脾、肾、心经。

【功效】补脾止泻，固精止带，益肾养心。

【适应证】适用于脾虚泄泻，肾虚遗精、滑精，妇女带下以及心悸失眠等病证。

【用法用量】食用：煮粥、做面点。药用：煎服。用量：10～15g。

【古今研究】《玉楸药解》记载："莲子甘平，甚益脾胃，而固涩之性，最宜滑泄之家，遗精便溏，极有良效。"

【使用注意】去除莲心后使用。

2）食疗药膳方剂

炮姜粥

【来源】《家庭中医药》（2004年第6期）。

【组成】炮姜6g，白术15g，花椒、八角茴香少许，糯米50g。

【制法用法】前4味装在纱布袋里，先煮20分钟，然后下糯米煮粥。1天分3次食用。

【功效】散寒除湿、健脾止泻，适用于急性肠炎、慢性肠炎急性发作所致泄泻清稀，甚至如水样、脘腹冷痛胀满、纳呆食少，中医诊断为寒湿泄泻的调治。

姜橘椒鱼羹

【来源】《食医心镜》。

【组成】生姜30g，橘皮10g，胡椒3g，鲜鲫鱼1条（250g左右），食盐适量。

【制法用法】鲫鱼去鳞，剖腹去内脏，洗净；生姜洗净、切片，与橘皮、胡椒装入纱布袋内，扎好袋口后填入鱼腹中。加水适量，放入收拾好的鲫鱼，用小火煨熟，加食盐少许调味即可。随意食用。

【功效】同炮姜粥。

复方荷叶茶

【来源】《英汉实用中医文库·中国药膳》。

【组成】鲜荷叶、鲜竹叶、鲜扁豆花、鲜藿香各6g。

【制法用法】以上各味水煎取汁，代茶饮用。

【功效】清热祛暑、利湿止泻，适用于急性肠炎、慢性肠炎急性发作所致泄泻急迫、便色黄褐、气味臭浊、肛门灼热，或有发热烦渴、小便短赤、头重身重、食欲不振，中医诊断为湿热泄泻、暑湿泄泻的调治。

马齿苋绿豆粥

【来源】《饮食疗法》。

【组成】鲜马齿苋120g（干品30g），绿豆30～60g。

【制法应用】上两味同煮成粥。1天分2次食用。

【功效】清热解毒、利湿止泻，适用于急性肠炎、细菌性痢疾、慢性肠炎急性发作所致泄泻急迫、便色黄褐、气味臭浊、肛门灼热，或有发热烦渴、小便短赤，苔黄腻、脉细数，中医诊断为湿热泄泻、湿热痢疾的调治。

山楂神曲粥

【来源】《大家健康》（2011年第11期）。

【组成】炒山楂60g，神曲20g，粳米40g，红糖适量。

【制法用法】山楂、神曲洗净后煎取药汁。粳米洗净，加清水煮粥，粥煮成后再倒入药汁，放入红糖化开。趁热食用。

【功效】消食化滞，适用于慢性肠炎急性发作、功能性消化不良所致泄泻稀黏臭秽、完谷不化、嗳气作恶、不思饮食、舌苔厚腻、脉沉滑，中医诊断为伤食泄泻的调治。

党参黄米茶

【来源】《饮食疗法》《茶饮与药酒方集萃》。

【组成】党参25g，粳米50g。

【制法用法】粳米炒黄，与党参一起加水1000ml，煎至500ml即成。代茶饮用，隔天1次。

【功效】温中健脾、渗湿止泻，适用于慢性肠炎、单纯性消化不良所致大便稀软或完谷不化，或泄泻清水，伴食少倦怠、形寒肢冷，舌淡苔白、脉沉迟，中医诊断为脾胃气虚泄泻的调治。

健脾止泻粉

【来源】《中国药膳学》《茶饮与药酒方集萃》。

【组成】饭锅焦、炒糯米、炒白扁豆各1000g，炒薏米240g，莲子肉、炒白术各120g，陈皮100g。

【制法用法】莲肉去心、蒸熟、干燥，与另6味共研为细粉。每次

6～10g，加白糖、开水调匀成糊。趁热空腹食用，1天2次。

【功效】健脾益气、和胃渗湿，适用于慢性肠炎、单纯性消化不良所致大便稀软或完谷不化，或泄泻清水，伴形体消瘦、面色萎黄、纳差腹胀，舌淡脉虚，中医诊断为脾胃气虚泄泻的调治。

党参茯苓粥

【来源】《甘肃药膳集锦》。

【组成】党参、茯苓各15g，生姜3g，粳米50g，食盐少许。

【制法用法】先将党参、茯苓、生姜洗净，生姜还需切片，加水煎煮取汁，备用。粳米加水煮粥，粥成后加入药汁，再入食盐调味。分两次食用。

【功效】益气温中、健脾养胃、渗湿止泻，适用于慢性肠炎、慢性胃炎、单纯性消化不良所致大便稀软或完谷不化，或泄泻清水，或胃脘痞闷、脘腹冷痛，伴形体消瘦、面色萎黄、纳差纳呆，舌淡脉虚，中医诊断为脾胃气虚、寒湿内生型泄泻或胃脘痛、胃痞的调治。

健胃益气糕

【来源】《华夏药膳保健顾问》。

【组成】山药、莲子肉、茯苓、芡实各200g，陈仓米粉、糯米粉各250g，白砂糖750g。

【制法用法】山药、莲子肉、茯苓、芡实磨成细粉，与米粉及白砂糖混合均匀，加入少量清水和匀，压入模型内，脱块成糕，上笼蒸熟。空腹酌食。

【功效】同健脾止泻粉。

【使用注意】烘干后，可贮存，平素经常食用。

荔枝山药粥

【来源】《家庭医学》（1997年第7期）。

【组成】干荔枝肉50g，山药、莲子各10g，粳米50g。

【制法用法】先将前3味加水煮烂，再加入淘净的粳米，煮成粥。温食，每天1次。

【功效】温肾健脾、固肠止泻，适用于慢性肠炎所致久泻久痢，甚或五更泄泻、完谷不化，伴畏寒肢冷、小腹冷痛、腰膝酸软，中医诊断为脾肾阳虚泄泻的调治。

加味附子粥

【来源】《英汉实用中医文库·中国药膳》。

【组成】制附子、炮姜、肉豆蔻、补骨脂各6g，茯苓15g，粳米100g。

【制法用法】以上除粳米外水煎半小时，去渣取汁，加入粳米及适量水，共煮成粥。1天分2次食用。

【功效】同荔枝山药粥。

三花防风茶

【来源】民间验方。

【组成】扁豆花24g，玫瑰花、茉莉花、防风各12g，红糖适量。

【制法用法】以上各味水煎取汁，加入红糖调味。代茶饮用，每天1剂。

【功效】抑肝平肝、扶脾止泻，适用于慢性肠炎，如溃疡性结肠炎、肠易激综合征所致发作性腹痛腹泻，伴胸胁胀满或窜痛、情志抑郁或急躁易怒、食欲不振，舌暗、脉弦，中医诊断为肝脾不和泄泻的调治。

白术芍药粥

【来源】《吉林中医药》(1996年第5期)。

【组成】炒白术15g，炒芍药10g，粳米100g。

【制法用法】以上前两味水煎15～20分钟，去渣取汁，以煎汁煮粳米成粥。1天分2次食用。

【功效】同三花防风茶。

豆蔻田鸡粥

【来源】《农村百事通》(2002年第3期)。

【组成】白豆蔻6g，大蒜或薤白30g，田鸡2只或鸡腿1只，粳米60g，精盐适量。

【制法用法】白豆蔻、粳米洗净；田鸡洗净，去爪及肠杂，切块；大蒜或薤白洗净、切粒。先把粳米、田鸡放入锅内，加清水适量，大火煮沸后，小火煮1小时，再加入豆蔻、大蒜、稍煮片刻，加盐调味即可。随量食用。

【功效】温中化湿、行气止泻，适用于溃疡性结肠炎所致大便稀烂、有黏液，肠鸣腹胀，恶心欲呕，不思饮食，舌苔白腻、脉沉缓，中医诊断为寒湿泄泻的调治。

（二）迈开双腿

慢性胃炎、功能性消化不良、胃肠下垂、便秘等常见胃肠病与运动不足有密切关系。因此，培养良好的体育锻炼习惯和健康的生活方式，形成崇尚运动、健康向上的良好风气，迈开双腿，适度运动，对于预防胃肠病的形成、缓解胃肠病的症状都有重要的作用和积极的意义。

1．运动强健脾胃功能

（1）运动与脾胃等脏器的关系

1）运动可增强体质、强健脾胃：脾胃为后天之本，如果后天重视体育运动，经常参加体育活动，在增强体质的同时，也能强健脾胃，而脾胃功能强健自然能对饮食更好的消化吸收，化生出更多的精微气血，以充分营养全身脏腑组织，保证生命活动的需要和健康的需求。

2）“动则生气”可使气血旺盛：中医讲“动则生气”，“动”指运动，“生气”即产生气血营养物质。也就是说，适度的运动，可使脾胃肠等脏器保持正常的受纳运化、升清降浊功能，使精微气血产生旺盛、转输正常，饮食糟粕排泄通畅。

3）运动不足或太过可影响脾胃：如果过度安逸，活动较少，久卧、久坐会伤气、伤肉。伤气可使人体气血运行不畅，脏腑功能减弱，影响健康；而肢体活动不足又会伤肉，可因脾主四肢、主肌肉，进一步引起脾胃纳运功能失调，导致脾胃病证乃至全身其他疾病。但是，假如劳累、运动过度，“劳则耗气”，又会成为致病因素，影响脾胃功能，出现神疲乏力、四肢倦怠、少气懒言、形体消瘦、面色无华等脾胃气虚的病证。

（2）运动防治胃肠病症的原理：名医华佗在谈到五禽戏时曾经指出：

“动摇则谷气得消，血脉流通，病不得生。”也就是说，运动有强健脾胃肠等脏器的功能，可促进饮食的消化吸收及饮食糟粕的排泄。脾胃功能强健，精微气血产生才会充足，血脉才能运行流通，正气就会充盛。正气（即人体的抗病能力）充盛，病邪（即引起疾病的致病因素）就不会侵袭人体，这样也就不会生病了。正如《黄帝内经》所说：“正气存内，邪不可干。”

一般来说，运动对消化系统而言，有加强胃肠蠕动、促进消化液分泌和脂肪代谢的作用。此外，运动还通过对全身其他系统的影响而起到防治胃肠病症的作用：①运动时心情愉快、精神饱满，机体内环境稳定平衡，因此可提高消化系统各脏器的功能。②运动可促进和改善体内脏（包括胃肠等脏器）自身的血液循环，有利于脏器生理功能的正常发挥。③运动可增加腹肌的力量，并且呼吸加深也使膈肌的活动量加大，而腹肌和膈肌的运动对胃肠等脏器可起到类似按摩的作用，可促进胃肠蠕动，有利于饮食的消化吸收与饮食糟粕的排泄。④运动通过四肢、肌肉的活动，使中枢神经系统得以调节，有利于消化性溃疡、功能性消化不良、肠易激综合征等和中枢神经系统相关性疾病的康复。

（3）可有效防治胃肠病症的运动

1）防治胃肠病症，以自己喜欢的有氧运动为主：如散步、快走、慢跑、骑自行车、跳健身舞、做韵律操、医疗体操及各种传统健身运动等。

2）传统健身运动最适合胃肠病、脾胃病的防治：研究认为，胃肠病的发生既与运动不足有关，也和精神情绪有关。由于传统健身运动无论是太极拳、五禽戏等动功，还是放松功、内养功等静功（即医疗气功），都有调形、调息和调心的综合作用。“形”即形体、躯体，“调形”指运动、活动形体、躯体；“息”即呼吸，“调息”指调节呼吸；因精神意识、情志由心主管，故“调心”即指精神意识、情志情绪的调节。通过调节精神意识和情志情绪可使大脑皮质发挥其对机体内部的调节作用而加强肠胃消化功能，通过调息可使膈肌和腹肌的力量增加而加强胃肠运动。因此，传统健身运动最适合胃肠病、脾胃病的防治。

传统健身运动的那些事

传统健身运动包括动功与静功两大类，前者如太极拳、五禽戏、八段锦、易筋经等；后者即人们常说的医疗气功，如六字诀、放松功、内养功、真气运行五部功等。

传统健身运动，最讲究的是精神意识活动、呼吸运动和躯体运动的密切配合，也就是调心、调息与调形的谐调统一。调心指精神意念专注、专心致志；调息指呼吸调节，呼吸要与躯体运动配合；调形指躯体运动。具体要求是以意导气，以气动形。

中医将精、气、神称为“三宝”，与人体生命息息相关。调心可以养神，调息可以练气，调形可以行气血、通经脉。因此，在传统健身运动锻炼过程中，内练精神、脏腑、气血，外练经脉、筋骨、四肢，使内外和谐，气血周流，形神兼备，从而达到阴平阳秘的状态，最终即能起到增进健康、祛病延年的养生目的。

（4）**运动防治胃肠病注意事项**：无论是预防还是治疗胃肠病，都要注意方法恰当、适度运动，同时还要持之以恒。

1）**掌握要领，方法恰当**：运动养生有三个结果：一是促进健康，防病益寿；二是锻炼作用甚微，未起到促进健康的作用；三是运动不科学，对身体产生不良作用。由此可见，用一般观念“只要运动，就能促进健康”去理解运动是不全面，也不深刻的，盲目运动健身往往会事倍功半，劳神伤身，难以实现健身目标，甚至会对身体产生不良作用。因此，运动必须掌握要领、方法恰当。

2）**形劳不倦，适度运动**：经常适度运动，能达到祛病延年、健康长寿的目的，但如果运动过度则对人有害无益。养生大家孙思邈曾说：“养生之道，常欲小劳，但莫大疲及强所不能堪耳。”《黄帝内经》提出“尽终其天年，度百岁乃去”的长寿老人往往是“不妄作劳”“形劳而不倦”，同时指出如果不注意养生，动之不足（如久卧、久坐）会伤气、伤肉，动之太过（如久立、久行）会伤骨、伤筋，成为致病因素而影响健康。因此，建议胃肠病患者选择自己喜欢的运动，每周至少3次，每次20～40分钟，以微微出汗为度。例如，采用速度缓慢、全身放松的散步等运动，时间每次20～30分钟，脉搏控制在110次/分左右，呼吸控制在22次/分左右；随着病情好转，可适当加大运动量，脉搏可以达到130～140次/分，呼吸可以达到24～28次/分，最好每天都坚持运动20～40分钟。

3）**身体力行，持之以恒**：要想获得长久的健康，必须持之以恒。坚持长久的运动锻炼、健康膳食才是健康与胃肠病养生保健最根本保障。

2．常见运动养生方法

为了便于朋友们日常应用，下面介绍一些对防治胃肠病有积极作用的常用运动养生保健方法。

（1）**散步**：常言道："没事常走路，不用进药铺"，"安步当车走，活到九十九"。散步是一种老百姓喜闻乐见，而且简单、易行的运动方式。

散步是随时随地可进行的运动，但需要注意方法和相关要求：

1）**做好准备**：开始散步前，应先起立，抖平衣服，安定一下气息，然后慢慢地做一些准备运动，如活动一下胳膊、脚踝等，然后再开始散步。另外，散步时应穿得轻便一些，鞋子要合脚，衣裤不宜过分绷紧，不要穿高跟鞋。

2）**注意姿势**：头正平视，收腹缩臀；双脚平行，脚尖朝前；步幅均匀，步态稳健；手臂适度摆动，或用力前后摆动，以增进肩和胸廓的活动。胃肠病患者可一边行走一边按摩腹部，以促进胃肠蠕动，帮助消化、吸收和排泄。散步也可结合医疗气功要领进行，即身体放松，头脑清净，舌轻抵上颚，微微提肛，腹式呼吸，步幅适当，脚步稳健，肢体动作协调。

3）**掌握呼吸**：应采用腹式呼吸，即吸气鼓腹、呼气收腹的方法，呼气应均匀缓慢，比吸气时间长。老年人和心血管病患者开始时不宜走得太快，如心动过速、呼吸困难，应放慢速度，过一段时间再逐渐加快步伐。

4）**选择步频**：普通散步为每分钟60～90步，快速散步为每分钟100步以上。普通散步适用于慢性病的自我保健，快速散步适用于无病者的强身健体或较轻慢性病患者的养生保健。一般以1周为一个阶段，应根据自我感觉和脉搏来决定是否转入下一个阶段，不要操之过急。

5）**选定时间**：一天24小时中，除了睡眠的时候，其他任何时间都可以散步，但饭后散步对身体最好。俗云："饭后百步走，活到九十九"；又说："饱食勿硬卧""食饱不得急行"。也就是说，饭后不宜不活动，也不宜饭后马上活动、活动过量。孙思邈在《摄养枕中方》中明确指出："食止行数百步，大益人。"一般来说，不应在饭后立即进行散步活动，而应休息或静卧一会之后，待胃肠进入工作状态、已经受纳了满满的食物后，再散步，否则容易引起胃肠疾病或使原有的胃肠病加重。

6）**持之以恒**：散步锻炼，贵在坚持，可按照"3、5、7"的原则，即每天在30分钟内走3000m，1周走5次，心率控制在（170–年龄）次/分。无病者每周最少5天，每天最少30分钟；胃肠病患者每周最少3天，每天最少20分钟。养成锻炼的习惯以后，可适当延长散步的距离和时间，以稍稍出汗为宜。

7）**注意事项**：散步锻炼时应尽量避开每天空气污染高峰时间段，即不要在太阳升、落前后1小时左右散步。注意不要在污染严重的工业区散步。

胃下垂患者不宜饭后散步，否则会加重胃下垂的程度。兼有糖尿病的患者最好在饭后散步，切忌饿着肚子散步，否则容易引起大脑供血不足。因为人体血压清晨普遍高于傍晚，所以兼有高血压的患者最好不要在早上散步，而应选择晚饭后散步。

（2）**医疗体操**：下面介绍3套简单易行、效果确实，适用于慢性胃炎、溃疡病和胃下垂的医疗体操。

1）**慢性胃炎医疗体操**（梁冰，《山西老年》2011年第11期）

挽惊马：身体直立，两足略分开，两臂抬起与肩平，然后两臂偏向一侧，头与上身也随之转动，双手向前上方用力，像挽惊马的样子，保持15秒，换手向另一侧重复相同动作，每侧27次。

振肩部：身体直立，两足略开，两手抬起与肩平，从前向后振肩，在振的同时展开手掌，做27次。

手触脚：身体直立，两臂自然垂于体侧，目视前方，两足开步与肩同宽，双臂侧平举，掌心向下，弯腰，以右手指尖触摸左脚面，同时左臂上举。换左手指尖触摸右脚面，同时右臂上举。左、右手各做27次。

摩腹部：直立，两足略分开，目视前方，左手贴在肚脐部位，右手掌在左手背上，双手掌重叠在一起，向左、向上、向右、向下沿逆时针方向旋转按揉腹部。然后交换双手，以右手心贴在肚脐部位，左手掌压在右手背上，双掌重叠，向左、向下、向右、向上沿顺时针方向旋转按揉腹部。按揉时可双目轻闭，心中默数至36次时止。

转腰部：直立，双足略分开，双手叉腰，上身保持正直，分别沿顺、逆时针方向转腰，各做27次。

注意事项：①动作应柔和、缓慢，以利于改善和调节中枢神经系统的功能；②不要在空腹与饱餐状态下进行练习；③只有坚持天天练习，才能收到明显效果；④可辅助太极拳、摩腹散步等其他锻炼方式；⑤应保持有规律的生活及良好的情绪状态，积极配合药物治疗，多食营养丰富、易于消化的食物。

2）溃疡病医疗体操（王晓峰，《长寿》2001年第1期）

直腿上抬：身体平躺于床上，两腿伸直，两臂自然伸直于体侧。抬一腿，膝关节保持伸直，慢慢抬高，然后放下。再抬另一腿，重复上述动作。左右腿各做5次。

起坐抱腿：平躺于床上，两腿伸直，两臂自然伸直于体侧。两臂上举，吸气，屈左腿，上体起坐，两手抱左腿，呼气。再抱右腿运动，左右交替运动各5次。

直腿上下：平躺于床上，两腿伸直，两臂自然伸直于体侧。两膝保持伸直位，左右腿交叉上下运动，上下幅度不宜太大，左右腿交叉上下运动10次。

仰卧起坐：平躺于床上，两臂上举，吸气，上体起坐，两手尽量向脚靠拢，然后呼气。做完上述动作后，还原成预备姿势，再重复进行上述运动，重复运动5次。

抬腿踏步：身体呈站立位，两手叉腰。左右腿用力交替上抬，膝盖尽量贴近腹部，原地踏步，每分钟60步，进行1～2分钟。

身体侧屈：身体呈站立位，两腿分立，两手叉腰。上体向左侧屈，还原成预备姿势，然后，上体向右侧屈，还原成预备姿势。左右各5次。

屈膝下蹲：身体呈站立位，两足分立，两手叉腰。屈膝下蹲，重复5次。

腹部按摩：身体自然站立，两手重叠置于腹部。两手用适度压力，顺时针方向按揉腹部，由里向外逐渐扩大按摩圈，一共按摩10～15圈。

注意事项：上述医疗体操宜全套完成。卧位以室内运动为主，站位在室内、室外运动均可。每天早晨坚持锻炼1次。

3）胃下垂医疗体操（宋修海、宋来穆，《中国康复》1989年第12期）

仰卧位动作：下肢不着床地起落、屈伸；仰卧起坐，手摸足尖；头枕、肘部、足跟三点仰撑；屈膝，自行揉腹。

俯卧位动作：四肢同时离床后伸，抬头、抬肩。

站立位动作：做广播体操的体侧运动、体转运动、腹背运动等。

注意事项：运功多与腹式呼吸相结合，不要憋气。忌做跳跃与悬吊动作。主要操节要随着病情的好转逐渐增加重复次数。每天治疗1～2次，每次15～20分钟。

（3）传统健身运动：此处仅介绍3种传统健身运动中以调形为主的动功，而静功（即医疗气功）将在后述“敞开胸怀”中介绍。

1）五禽戏：“禽”，在古代泛指禽兽之类的动物；“五禽”，指虎、鹿、熊、猿和鸟5种禽兽；“戏”，即游戏、戏要之意。五禽戏是由东汉末年神医华佗在前人基础上创编的一套健身方法，由于是华佗创编，也被后人称为“华佗五禽戏”。作为我国最古老的健身运动，五禽戏不仅可以防病治病，还有延年益寿的功效。1982年国家卫生部、教育部和国家体委把五禽戏等中国传统健身运动作为在医学类院校中推广的“保健体育课”的内容之一，2003年国家体育总局把重新编排后的五禽戏、八段锦与六字诀等传统健身运动统一向全国推广。

五禽戏属于动功，通过模仿虎、鹿、熊、猿和鸟5种动物的动作和神态，达到防病治病、延年益寿的功效。国家体育总局新编的简化五禽戏，每戏分两个动作，也就是虎举、虎扑，鹿抵、鹿奔，熊运、熊晃，猿提、猿摘，鸟伸、鸟飞共10个动作，每种动作都是左右对称地各做一次，并配合气息调理。练习虎戏，能使周身骨骼强健，精力旺盛；练习鹿戏，能引伸筋脉、肌腱，强壮体力，调和气血；练习熊戏，能加强脾胃功能，促进饮食消化，帮助睡眠；练习猿戏，可防治健忘和心脑血管疾病；练习鸟戏，可提高肺呼吸功能，延缓皮肤衰老。

五禽戏既可练全套动作，也可重点练某个动作。其中，熊戏中的熊运对脾胃有好处，胃肠病患者可以重点练习。

“熊运”动作要领：现代演变的熊戏由熊运和熊晃两个动作组成，熊运增强脾胃运化功能，熊晃防治下肢无力。熊运的具体动作要领：①两掌握空拳成熊掌状，垂于下腹部；目视两拳。②以腰、腹为轴，上体做逆时针摇晃；两拳沿右肋、上腹、下腹部划圆；目随之环视。重复前两个动作一遍。左右相反，再做上述动作一遍。做完最后一个动作，两拳变掌下落，自然垂于体侧，目视前方。如此反复动作，次数不限，做10～20分钟，以做完后微微汗出为宜。

“熊运”注意事项：练习熊戏，要意想自己是山林中的黑熊，转腰运腹，自由慢行，仿效熊的憨厚刚直、步履沉稳。具体练习“熊运动作”需注意以下两点：①两腿要始终保持不动，固定腰胯；开始练习时，手要下垂放松，只体会腰腹部的立圆摇转，等到熟练以后，再带动两手在腹部前绕立圆。②动作配合呼吸，手上提时吸气，向下时呼气，再逆时针摇转。

“熊戏”作用机制：“熊戏”主脾胃。“熊运”时身体以腰为轴运转，使得人体中焦气血通畅，对脾胃起到挤压按摩的作用；“熊晃”时，身体左右晃动，既有疏肝理气之功，亦有健脾和胃之效。脾胃主运化水谷，其功能改善不仅可以增强胃肠消化系统功能，还可以为身体提供充足的营养物质。经常练习熊戏，可使不思饮食、腹胀腹痛、腹泻便秘等症状得以缓解。

2）八段锦：“锦”有三层含义：①从金从帛，金表示贵重物品，帛在古代代表色彩鲜艳的丝织品，说明这套运动套路是比较珍贵而且华丽的；②锦代表织锦，其特点是连绵不断，表明这种运动套路，动作之间的联系需要连绵不断匀速进行；③锦有集锦的意思，表示八段锦是把前人总结的练习手段和方法进行了进一步的提炼。“八”指整套运动套路共为8段，每段一个动作，所以称为“八段锦”。八段锦作为传统的强体健身术，在我国民间流传非常广泛，一般认为是南宋初年无名氏创编，历经八百余年仍经久不衰，其于1982年被国家卫生部等部委作为在医学类院校中推广的“保健体育课”的内容之一，2003年国家体育总局把重新编排后的八段锦等传统健身运动向全国推广。

八段锦属于动功，根据其功法和作用特点，清光绪初期曾有一无名氏用七言歌诀加以总结并广为流传：两手托天理三焦，左右开弓似射雕，调理脾胃须单举，五劳七伤望后瞧，摇头摆尾去心火，背后七颠百病消，攒拳怒目增气力，两手攀足固肾腰。

中医学认为，八段锦柔筋健骨、养气壮力，具有行气活血、协调五脏六腑之功能。现代研究也已证实，练习八段锦能改善神经体液调节功能和加强血液循环，对腹腔脏器有柔和的按摩作用，对神经系统、心血管系统、消化系统、呼吸系统及运动器官都有良好的调节作用，是一种较好的体育运动。

八段锦的每一段动作都与预防疾病、调理脏腑相联系，其中“调理脾胃臂单举”对脾胃有好处，所以胃肠病患者可以重点练习这段动作。

“调理脾胃臂单举”要领：①左手自身前成竖掌向上高举，继而翻掌上撑，指尖向右，同时右掌心向下按，指尖朝前。②左手俯掌在身前下落，同时引气血下行，全身随之放松，恢复自然站立。左右相反，重复上述动作。如此左右手交替上举各4～8次。

“调理脾胃臂单举”机制：脾胃为人体的后天之本、气血生化的源泉，脾主升清、胃主降浊。这段动作套路是一手上举，一手下按，通过左右上肢松紧配合的上下对拉拔伸，能够牵拉腹腔，可使腹内脏器和肌肉进一步受到牵引，对肝、胆、胃、肠起到很好的按摩作用，使胃肠蠕动和消化功能得到增强，久练有助于胃肠病的防治。

练习“八段锦”注意事项：①习练八段锦可根据习练者的具体情况，或全套习练，或重点择取其中的一段或数段习练，如用于强身保健可采用全套习练，而用于相关疾病康复可采用一段或数段习练。②习练时动作一定要配合呼吸，即向上、向外做动作时要吸气，向下、向内时要呼气。③全套习练，每次练习做1～2遍，每遍之间休息2分钟，加上开始的准备活动和结束的整理动作，一次习练在50分钟左右，1周不少于5次练习。一段或数段习练，根据具体情况，大约做20分钟左右，以做完后微微汗出为宜。

3）312经络锻炼法：是通过合谷、内关、足三里“3”个穴位按摩，“1”个以腹式呼吸为主的气功锻炼和“2”条腿为主的下蹲运动，来激发经络，使失控的经络系统恢复正常，达到有病治病、无病防病健身效果的传统健身运动。

312经络锻炼法由祝总骧教授创立，是一种融合中、西医的精华，秉承经络疗法的主旨，吸收按摩、气功、体育锻炼等方面的养分，并经过近30年的磨炼，而总结出来的一套科学健身方法。祝总骧是享誉全球的著名经络学家，1973年，他在中国科学院生物物理所与合作者准确地揭示人体经络的分布位置，证实了古典经络图谱的高度科学性和客观存在。本法现已被我国国家体育总局推荐为科学健身法，国内外已有上千万人应用这一方法进行自我医疗保健，取得了优异效果。

经络与经络系统

经络是一个由经脉和络脉组成的，具有运行气血、联络脏腑肢节、沟通上下内外、感应传导、调节平衡等作用的网络状系统。

经络系统由经脉、络脉等组成，其中经脉包括十二正经、奇经八脉等。十二正经包括手太阴肺经、手厥阴心包经、手少阴心经、手阳明大肠经、手少阳三焦经、手太阳小肠经、足太阴脾经、足厥阴肝经、足少阴肾经、足阳明胃经、足少阳胆经、足太阳膀胱经12条经脉。奇经八脉指督脉、任脉、冲脉、带脉、阴维脉、阳维脉、阴跷脉、阳跷脉8条经脉。

“312经络锻炼法”的作用机制

按摩穴位：①按摩合谷穴：合谷是手阳明大肠经的一个重要穴位。这条经从手到头，凡是头上的病，如头痛、发热、口干、鼻炎、鼻出血、面麻、咽喉和牙痛以及五官各种疾病都可以通过按摩合谷穴治疗，古人有“面口合谷收”的说法。除了头痛外，大肠经循行部位的病都与这条经的气血运转不正常有关，如关节炎、肩周炎、网球肘也可以通过按摩合谷、激发大肠经的气血得到治疗。②按摩内关穴：内关属手厥阴心包经。这条经从胸走手，直达心脏和肺脏，因此按摩内关穴对心、肺疾病有特效，可以预防心肌梗死，同时对手心热、肘臂疼痛、腋下肿也有很好的治疗效果。③按摩足三里穴：足三里属足阳明胃经。这条经从头走脚，纵贯全身，对五脏六腑的疾病，特别是脾胃失调、运化失职（即消化系统的病）有特效，古人因此有“肚腹三里留”的说法。同时，胃经所经之处的疾病，如头痛、牙痛、发热、鼻炎、口眼歪斜、颈肿、喉痹、胸闷、哮喘、高血压以及泌尿生殖系统病、下肢和全身关节炎等也可以通过按摩足三里穴得以治疗。因此，这个穴又称“长寿保健穴”。

腹式呼吸：腹式呼吸是气功锻炼的主要内容，其主要是调动腹部运行的双侧肾经、胃经、肝经、脾经及中间任脉共9条经脉，充实先天真气即肾气，对腹腔各个脏腑起到天然按摩作用，刺激腹部经络气血活动，长期锻炼，可以实精力、抗衰老。

下蹲运动：经络的位置处于皮肤以下、肌肉以上，两条腿运动可带动肌肉收缩和舒张，刺激全身所有经络，加快气血运行。下蹲运动能使全身脏腑进行调整，使经络发挥出天然抗病能力，因此可以防治各种疾病。

“312经络锻炼法”的练习方法

按摩穴位：①按摩合谷：左手四指并拢，虎口撑开，然后右手握拳竖起大拇指，在拇指中间有一条指横纹，把指横纹放在左手的虎口处，这时大拇指往前弯曲，指尖所指的穴位就是左侧合谷穴。拇指屈曲垂直，做一紧一松的按压，按压的力量要强，应有酸麻胀的感觉。②按摩内关：手腕掌侧有几条横纹，在紧挨着手的横纹处放上右手的食指、中指、无名指，在手臂的两条肌腱中间食指按下去的地方就是内关穴。拇指垂直按在穴位上，指甲要和两筋平行，用指尖有节奏地按压，配合一些揉的动作，要有酸麻胀的感觉。③按摩足三里：把一只手的四指放在膝盖骨外侧的下面，另一只手的大拇指按压与小指的交界点（胫骨嵴外一横指处），就是足三里穴。拇指垂直下按，增加揉的动作，力度要大，不仅有酸麻胀的感觉，最好还要有一些窜的感觉。以上穴位每2秒按压1次或连续揉按，3个穴位共按摩5分钟，早晚各1次。

腹式呼吸：可在平卧或端坐姿势下进行腹式呼吸，要求全身尽量放松，意念集中在脐下3寸的丹田，每次5分钟，早晚各1次。做时要尽量消除杂念，用鼻吸气时要鼓腹部，用口呼气时腹部凹下，保持胸部不动，让呼吸的频率尽量放慢。

下蹲运动：双手平举做下蹲运动（也可以是慢跑、散步等运动）。每次运动时间不宜过长，建议每天5～10分钟即可，一天1次。

穴位与同身寸

穴位即腧穴，是人体脏腑经络气血输注出入的特殊部位。“穴”是空隙的意思，“腧”通“输”，或从简作“俞”。腧穴并不是孤立于体表的点，而是通过经络与深部组织器官有着密切联系、互相疏通的特殊部位，是疾病的反应点和治疗疾病、养生保健的刺激点。

中医学针灸、推拿按摩取穴讲的寸，是指“同身寸”，即以本人体表的某些部位折定分寸，作为量取穴位的长度单位，主要有骨度法和指寸法两种，临床多用后者。1寸相当于自身中指中节的长度或拇指指间关节的宽度；1.5寸相当于食指中指第二节总宽度；3寸相当于食指中指无名指小指第二节总宽度。

“312经络锻炼法”的注意事项：本锻炼方法既有系统性，穴位按摩、气功锻炼与下蹲运动3种锻炼缺一不可；亦有灵活性，个人可根据自己的具体情况找到自己的“312”，如适当增加一些穴位，气功锻炼、下蹲运动也可丰富一些，操作的力度和锻炼的时间也因人而异，找准自己的“312”，才能提高效果，达到健康长寿的养生目的。

（三）伸出双手

伸出双手，进行传统推拿与反射区按摩等，对预防和治疗胃肠病有独特的作用。

1. 推拿按摩防治胃肠病方法

推拿按摩的那些事

1. 推拿按摩的概念

按摩，明清时期称为推拿，古称按跷。《医宗金鉴·整骨心法要旨》说："按者，谓以手往下抑之也。摩者，谓徐徐揉摩也。推者，谓以手推之，使还旧处也。拿者，为两手捏定患处，酌其宜轻宜重缓缓焉以复其位也。"唐代医学家王冰注释《黄帝内经》说："按，谓按抑皮肉；跷，谓捷举手足。"

推拿、按摩是在人体一定部位上，运用各种手法和进行特定的肢体活动以舒筋活络、消除疲劳、防治疾病，从而提高和改善人体生理功能的方法，属于传统中医学的、非药物的预防和治疗疾病的方法。

2. 推拿按摩的异同

按摩一词最早见于《黄帝内经》。推拿一词始见于明代的龚云林所著《小儿推拿方脉活婴秘旨全书》。1977年国家将其正式称为"推拿"；1993年国家标准将其学科定为"按摩推拿学"，简称"推拿学"；1999年国家劳动和社会保障部将其用于商业行为的劳动技能命名为"保健按摩"，简称"按摩"。

推拿与按摩基本相似，既可分别称呼，也可合并称呼。

推拿与按摩的区分主要有三：

一是中医的按摩叫推拿，而西洋按摩、印度按摩、泰式按摩等都不能叫推拿。

二是推拿是正式的名称，常用于病理状况下，必须由医生来操作，常见于医院，有针对性，主要起治疗作用。按摩是老百姓的俗称，多用于保健或亚健康，不一定由医生来做，任何人只要经过一定的培训均可操作，常见于按摩院、养生机构、亚健康调理机构，主要起放松身心、消除疲劳作用。

三是南方人习称为推拿，北方人习称为按摩。

3. 推拿按摩的分类

一是分为保健按摩、运动按摩和医疗推拿三种。

二是分为自我推拿按摩和他人推拿按摩两种。在古代，按摩亦称“按跷”，大多是指自我按摩，同时古代的按跷不仅以自我按摩为主，而且多包含在“导引法”（相当于医疗气功和体育疗法）之中，成为导引的一个组成部分。

4. 推拿按摩的机制

中医认为，经络贯通于人体内外上下，联络脏腑，贯通九窍，是气血运行的途径，也是津液输布的网络。经络壅阻，人体气血不畅，阴阳失调，就会产生病变。

由于推拿按摩能调解阴阳平衡、疏通气血经络，而且能活血化瘀、强身健体、调整脏腑、增强人体抗病能力，因此推拿按摩是中医防治疾病的有效手段。

5. 推拿按摩的手法

自我推拿按摩常用的有推、拿、按、摩、揉、捏、颤、打八法，以下作一简要介绍：

推法：是以四指并拢，紧贴于身体皮肤上，向上或向两边推挤肌肉的手法。具体又可分为平推法、直推法、旋推法、合推法等。

拿法：是以大拇指和食、中指端对拿于身体一定的部位或穴位上，作对称用力，一松一紧地拿按的手法，常作为推拿的结束手法使用。

按法：是以拇指或掌根等在身体一定的部位或穴位上逐渐向下用力按压的手法。具体又分指按法、掌按法、屈肘按法等。按法是一种诱导的手法，常作为推拿的开始手法使用。

摩法：是以手掌或手指掌面附着于穴位表面，以腕关节连同前臂做顺时针或逆时针环形有节律摩动的手法。具体又分为指摩法、掌摩法、掌根摩法等。

揉法：是以手指掌面或手掌吸定于穴位上，做轻而缓和回旋揉动的手法。具体又分为指揉法、鱼际揉法、掌揉法等。大鱼际，指人的手掌正面拇指根部至掌跟，伸开手掌时明显突起的部位；小鱼际，指与大鱼际对应的掌内侧部位。

捏法：是以拇指与其余四指夹住身体一定部位，或以拇指与食指、中指夹住身体一定部位，相对用力挤压，在做挤压动作时还要上下移动的手法。如果捏法应用于脊柱部，则称为“捏脊”。

颤法：是以手掌或掌指自然伸直着力于身体一定部位，用腕部作急剧而细微的颤动的手法。

打法：是以拳背、掌根、掌侧小鱼际、指尖或桑枝棒击打体表一定部位或穴位的手法。

上述八种手法，不是单纯孤立地使用，常几种手法相互配合进行。

6. 推拿按摩的要求

朋友们学习推拿按摩，不能仅学习手法，更要明确其内在的要求，这样才能取得预期的效果。推拿按摩的内在要求，归纳起来有以下六个方面：

有力：推拿按摩需要具备一定的力度，但这种力度不是固定不变的，应根据推拿按摩手法及自身体质、具体部位等的不同而有所变化，这一点朋友们可以在日常操作中认真体会。

持久：推拿按摩手法要连续作用一段时间，保持力度和动作的连贯性，不能断断续续。各种手法用力持续时间的久暂对于人体组织器官将产生不同的刺激反应，也是手法变化的一个重要因素。一般时间短暂的手法刺激起兴奋作用，而时间长久持续的手法刺激起抑制作用。

均匀：推拿按摩手法必须均匀而有节奏，平稳而有弹性，速度不可时快时慢，压力不要时轻时重，移动的幅度也不能时疏时密。

柔和：推拿按摩手法需轻而不浮，沉而不滞，灵活而温柔，不缓不急不躁，切不可生硬粗暴，更不能损伤肌肤和其他组织。

渗透：持续有力的手法，可力达肌肉深层，出现酸、沉、胀、麻、痛、放、散等得气感，即手法得到而取得的反应。推拿按摩同时自己要能够感觉到皮里脉外的微小变化，甚至渗透到骨骼表面的细微变化。

得意：推拿按摩，手法是关键。古人云："机触于外，巧生于内，手随心转，法从手出，法之所施，使患者不知其苦，方称之为手法也。"各类手法形式与手法技巧，都是功力的体现。当你的手法具有一定力度、幅度、速度和柔韧度之后，在柔和与刚劲有力的基础上，就可逐步做到"熟能生巧、刚柔并济、得心应手、得意忘形、随心所欲"。

以下介绍一些简便易行、安全有效的自我推拿方法，或可在家中施行的他人推拿按摩，供朋友们选择使用。

（1）保健按摩

1）摩揉腹部：取坐位或仰卧位，搓热双手，两手重叠置于腹部，先用掌心绕脐沿顺时针方向由小到大转摩20～30次，再逆时针方向由大到小绕脐转摩20～30次，此称为"摩腹"。若摩腹稍加用力，将力气透过皮肤而直贯肌肉及胃肠者，则称为"揉腹"。本法宜饭后进行。

腹部为胃肠等脏器所居之处，腹部摩揉实际上是胃肠按摩。因此，按摩腹部是历代养生家一致提倡的胃肠保健方法之一，如明代养生家冷谦《修龄要旨》指出"腹宜常摩"，梁代医药学家陶弘景《养性延命录·食诫篇》也说"食毕……摩腹数百过，大益人"。摩揉腹部不仅可以促进胃肠蠕动，而且还能增进腹腔及胃肠道血液循环，所以可防止胃肠消化功能失调，辅助治疗消化不良、胃肠功能紊乱、慢性胃肠炎等胃肠疾病。

2）揉摩三部：第一部：两手相叠于上腹部，以胸骨柄剑突下为中心，按顺、逆时针方向揉摩各30～50次。第二部：同法在肚脐即神厥穴周围揉摩各30～50次。第三部：揉摩两腿足三里穴（膝盖骨外侧下3寸，胫骨外侧上凹陷处）50～100次。第一、二部取坐位、仰卧位均可，第三部坐于床上、两膝关节自然伸直；每天早起、临睡前进行。

胸骨柄剑突下即老百姓所称的心口、心窝，实际是胃的所在部位，揉摩该处有强健胃腑功能、促进蠕动、帮助消化的作用。神厥穴属于任脉，是一个防治多种疾病、强身健体的重要穴位，有调理脏腑功能、平衡阴阳气血的作用，可用于腹痛、腹胀、腹泻、便秘、脱肛等病证的防治，既可按摩，也可艾灸、热熨、贴敷。足三里穴属于足阳明胃经，也是一个防治多种疾病、强身健体的重要穴位，有调理脾胃、补中益气、通经活络、扶正祛邪等功效，可用于脘腹疼痛、脘腹胀满、恶心呕吐、消化不良、腹泻、便秘等病证的防治，既可按摩，也可针刺、艾灸。揉摩三部法由于有强身健体、强健脾胃、调理脏腑、平衡阴阳等作用，因此适用于所有胃肠病的预防和治疗。

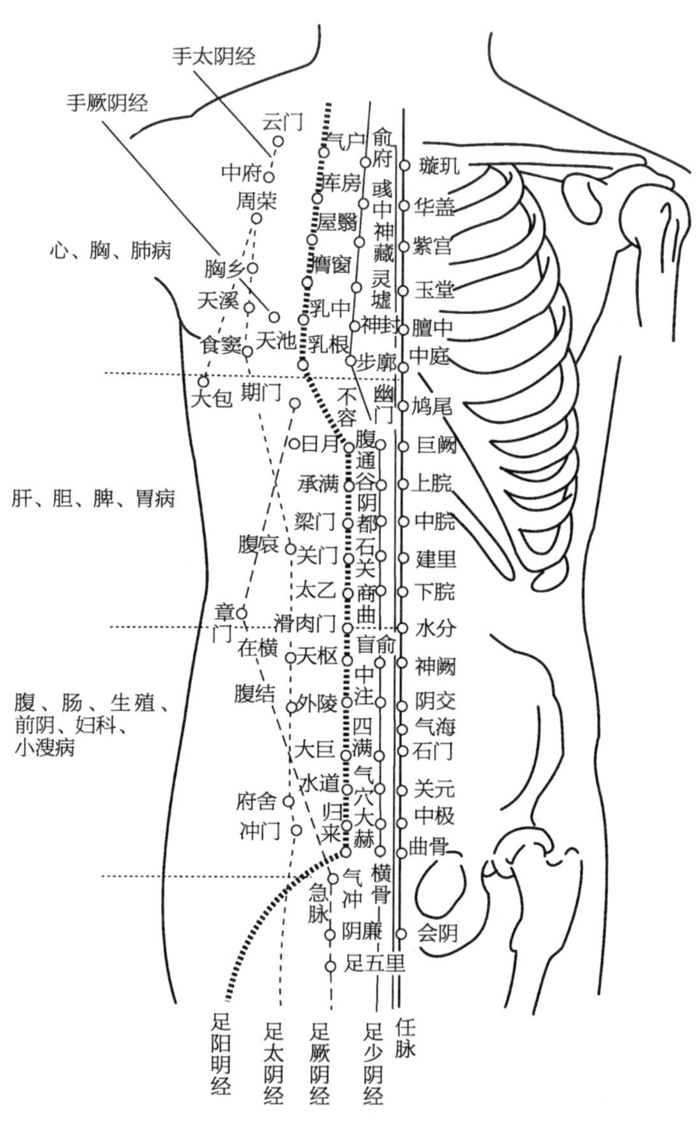

胸腹部穴位图

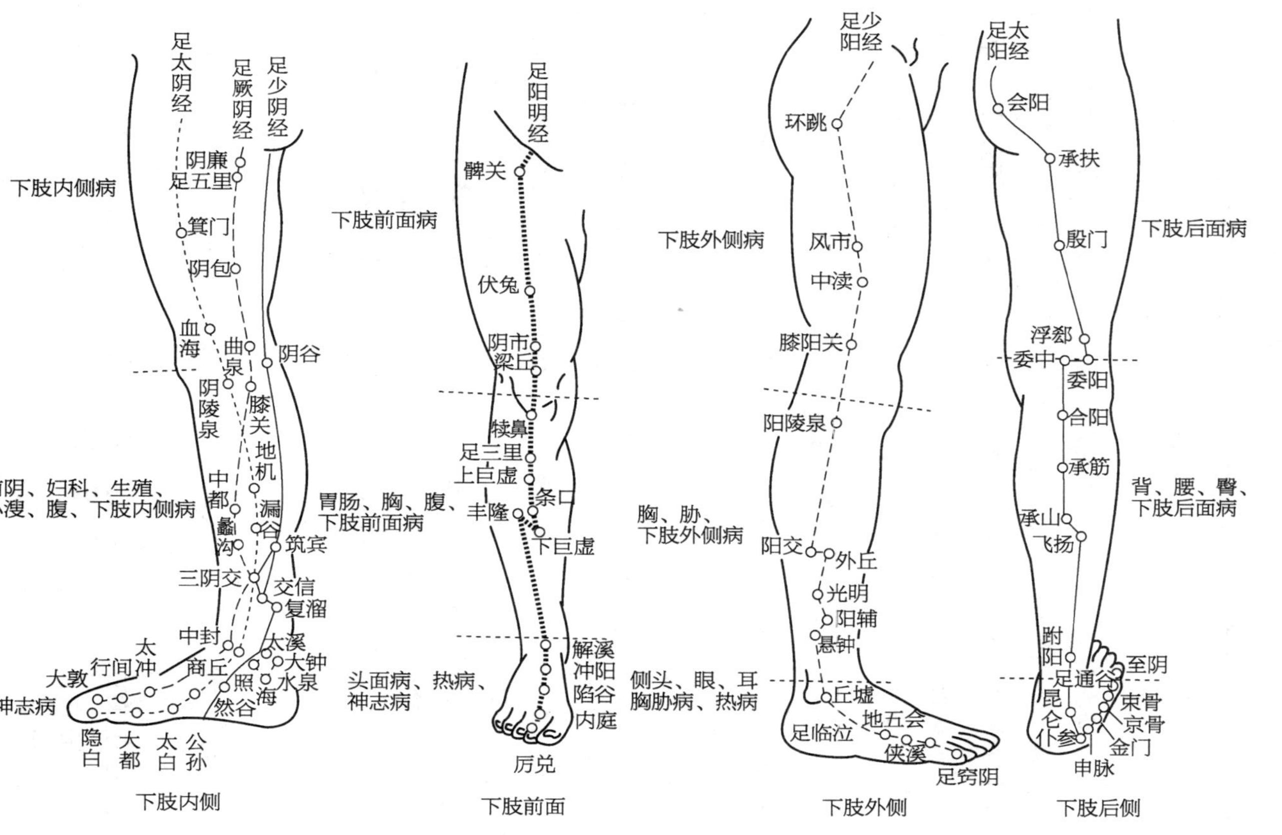

足太阴经
足厥阴经
足少阴经
下肢内侧病
阴廉
足五里
箕门
阴包
血海
曲泉
阴谷
阴陵泉
膝关
地机
中都
漏谷
蠡沟
筑宾
前阴、妇科、生殖、
小溲、腹、下肢内侧病
三阴交
交信
复溜
中封
太溪
大钟
水泉
太冲
行间
大敦
商丘
照海
然谷
神志病
隐白
大都
太白
公孙
下肢内侧
足阳明经
髀关
下肢前面病
伏兔
阴市
梁丘
犊鼻
足三里
上巨虚
条口
丰隆
下巨虚
胃肠、胸、腹、
下肢前面病
解溪
冲阳
陷谷
内庭
头面病、热病、
神志病
厉兑
下肢前面
足少阳经
环跳
下肢外侧病
风市
中渎
膝阳关
阳陵泉
胸、胁、
下肢外侧病
阳交
外丘
光明
阳辅
悬钟
侧头、眼、耳
胸胁病、热病
丘墟
地五会
足临泣
侠溪
足窍阴
下肢外侧
足太阳经
会阳
承扶
殷门
下肢后面病
浮郄
委中
委阳
合阳
承筋
背、腰、臀、
下肢后面病
承山
飞扬
跗阳
至阴
足通谷
束骨
京骨
昆仑
仆参
金门
申脉
下肢后侧

下肢穴位图

3）**点揉中脘穴**：中脘穴位于人体上腹部，在脐上4寸，前正中线上，胸骨下端和肚脐连线中点处。取坐位或仰卧位，用食指或中指点揉中脘穴，持续时间约1分钟。或取仰卧位，将右手掌心重叠在左手背上，左手的掌心紧贴于中脘穴上，适当用力揉按30～50次。

“脘”即胃脘，胃的泛称。中脘穴属于任脉，是足阳明胃经的募穴，号称胃的灵魂腧穴，是八脉交会穴的腑会，胆、胃、小肠、大肠、膀胱、三焦六腑疾病皆可选用该穴，有健脾益胃、调理中焦、降逆和胃的作用。点揉中脘穴适用于急慢性胃炎、急慢性肠炎、消化性溃疡、胃下垂、消化不良以及便秘的预防与治疗。

募穴与八会穴

“募”，有聚集、汇合之意，募穴为脏腑之气汇聚于胸腹部的腧穴，又称为“腧募穴”。寡穴是脏腑之气所输注、结聚的部位，最能反映脏腑功能的盛衰，故可用于诊治相应脏腑的疾病。

五脏六腑各有一募穴，共12个。心募穴巨阙、肝募穴期门、脾募穴章门、肺募穴中府、肾募穴京门、心包络募穴膻中、胆募穴日月、胃募穴中脘、大肠募穴天枢、小肠募穴关元、三焦募穴石门、膀胱募穴中极。

八会穴指脏、腑、气、血、筋、脉、骨、髓的精气分别所会聚之处的8个腧穴，分别为脏会穴章门、腑会穴中脘、气会穴膻中、血会穴膈腧、筋会穴阳陵泉、脉会穴太渊、骨会穴大杼、髓会穴绝骨。

4）**按揉天枢穴**：天枢穴位于人体中腹部，肚脐向左右2寸宽处，左右各一。

止泻的方法：仰卧于床上，或坐在椅子上，露出肚脐，全身尽量放松，找准穴位，分别用拇指的指腹压在两侧的穴位上，力度由轻渐重，缓缓下压，力量以能忍受为度，持续4～6分钟，然后将手指慢慢抬起，不要离开皮肤，再在原处按揉片刻。如果腹部还没感到舒适，可重复上述动作1～2次。大多数的腹痛、腹泻，按压一次就有明显的效果。

通便的方法：不拘体位，站立位、坐位、仰卧位均可，在排便前10分钟用双手拇指分别按压两侧天枢穴，使指按处有酸胀或疼痛感，按压由轻到重，持续时间3～5分钟。或取仰卧位，双手叉腰，中指指腹放在同侧的天枢穴上，大拇指附于腹外侧，中指适当用力按揉30～50次。

“枢”，枢纽的意思。天枢穴属于足阳明胃经，是手阳明大肠经的募穴，为人体升清降浊、吸收营养与排除糟粕的枢纽，有调理胃肠功能、降气和胃理肠的作用。经常按摩天枢穴有调理胃肠功能、养生保健的功效，同时还可治疗腹泻、便秘、胃胀、腹痛等胃肠病症。

（2）治疗按摩

1）胃痛

方法一：取俯卧位或坐位，按揉背部脾俞、胃俞（分别位于第11、第12胸椎棘突下，正中旁开1.5寸）3～5分钟。

方法二：取仰卧位或坐位，双手交叉以中脘穴为中心，按顺时针方向掌摩腹部10～20次。

方法三：取坐位，点按双侧足三里穴约各1分钟。饮食不节证，加按揉三焦俞（位于第1腰椎棘突下，正中旁开1.5寸）；肝气犯胃证，加按揉肝俞（位于第9胸椎棘突下，正中旁开1.5寸）、章门（位于侧腹部，在第11肋游离端的下方）；脾胃虚弱证，加推关元（位于下腹部，在前正中线上，脐下3寸处）、揉搓命门（位于腰部，在后正中线上，第2腰椎棘下凹陷处）。

脾俞、胃俞为脾胃的背俞穴，中脘是胃经的募穴，足三里是胃经的主要穴位，因此按摩以上穴位有健脾益胃、疏通气血、缓解疼痛的作用，适用于慢性胃炎、消化性溃疡、胃神经官能症等病症所致的胃痛。饮食不节证因属饮食阻滞胃肠引起，故加疏通三焦、消食导滞的三焦俞；肝气犯胃证因肝郁犯胃引起，故加疏肝和胃、理气止痛的肝俞、章门；脾胃虚弱证，因属脾胃气虚引起，故加培补元气、强壮脾胃的关元、命门。

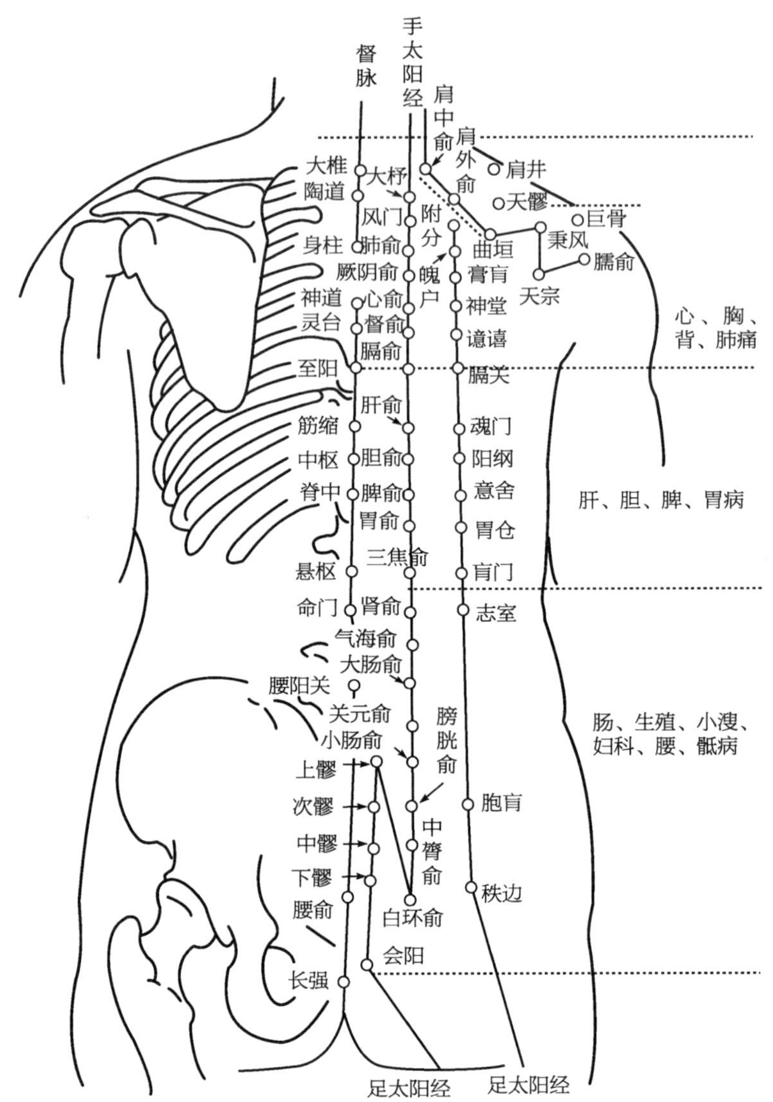

腰背部穴位图

2）**胃痞**：取俯卧位或坐位，先用手掌由上向下按压背部肝俞、脾俞、胃俞三个穴位2～3分钟，再用拇指指腹按压并以画圆方式指压上述穴位2～3分钟。取仰卧位或坐位，用食指或中指压按腹部巨厥（在上腹正中线脐上6寸处）、中脘、天枢3个穴位2～3分钟。

胃痞是慢性胃炎尤其是慢性萎缩性胃炎等病症的主要症状，常由脾胃功能虚衰、气滞血瘀湿阻、气机升降失常引起。脾俞、胃俞与中脘、天枢健脾益胃、除湿行气、降逆和胃；肝俞疏肝健脾、行气除胀；巨厥虽属任脉却是心经的募穴，因心主血脉，故有活血通脉的功效。按摩以上穴位有健脾益胃、行气活血、除湿消胀的作用，适用于慢性胃炎、消化不良、胃神经官能症、胃下垂等疾病尤其是慢性萎缩性胃炎所致胃脘饱胀、食后尤甚，即胃痞的治疗。

3）呕吐呃逆：内关穴位于腕关节正中直上两寸处两条肌腱之间。取坐位，一只手的4个手指握住被按摩的前臂，大拇指垂直按在内关穴，以指尖按压并配合一些点按和揉的动作，持续时间约1分钟，可两侧内关穴交换按摩。

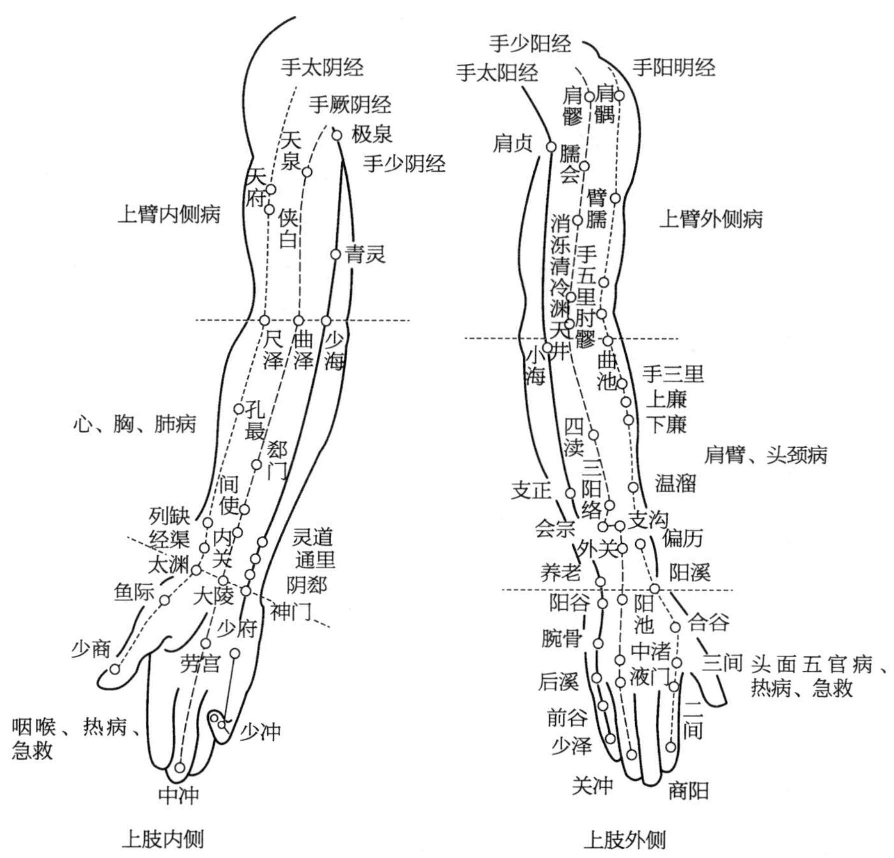

上肢穴位图

内关穴为手厥阴心包经的主要腧穴，有宽胸理气、和胃降逆的作用，既用于心脑血管疾病的治疗，也用于消化系统疾病的治疗，尤其对呕吐、呃逆最为适宜，有“呕吐内关寻”的说法。足三里为胃经的重要穴位，有“肚腹三里求（三里主要指足三里穴位）”“胃病找三里”等说法，其对急慢性胃肠炎、胃痉挛、消化性溃疡、胃下垂、肠炎、痢疾、急慢性胰腺炎、阑尾炎、肠梗阻、肝炎、消化不良、小儿厌食等疾病所致胃痛、胃痞、恶心、呕吐、呃逆、腹胀、肠鸣、泄泻、便秘、纳差、纳呆等均有明确的疗效。按摩内关、足三里有健脾和胃、理气降逆的作用，适用于胃炎、消化性溃疡、胃神经官能症等病症所致的呕吐、呃逆，对晕车、晕船引起的恶心呕吐、头晕心悸也有较好的疗效。

4）慢性泄泻

方法一：取仰卧位或坐位，双手重叠，先以全掌分别对下腹部和上腹部作逆时针方向的揉摩3～5分钟，再分别指揉中脘、天枢穴各1分钟。改取坐位，对双侧足三里穴分别指揉约1分钟。

方法二：取仰卧位或坐位，先用一手拇指指腹在腹部中脘、天枢、气海（在下腹部，前正中线上，脐下1.5寸处）、关元（在下腹部，前正中线上，脐下3寸处）等穴缓慢地施以按揉，每穴各施术1分钟；再以一手手掌在腹部作逆时针方向的按揉，同时在脐周施以掌按压法，约3分钟。改取俯卧位或坐位，先以两手拇或中指指端指腹两侧同时分别依次按揉背部脾俞、肾俞（位于第2腰椎棘突下，正中旁开1.5寸）、大肠俞（位于第4腰椎棘突下，正中旁开1.5寸）各1分钟；再以双手掌根揉搓腰骶部数次，至有发热感为止。最后取坐位，以双手拇指指端同时按揉双侧足三里穴各1分钟。

中脘、天枢与足三里均有健脾益气、渗湿止泻的作用。气海属任脉，是任脉的重要穴位和人体的强壮穴，有益气助阳、调经固精的作用，可用于腹痛、泄泻、便秘、遗尿及月经不调、经闭、崩漏和遗精、阳痿等的治疗，同时还有强壮身体的功效。关元属任脉，是任脉的重要穴位和小肠的募穴，有益气助阳、利尿通淋的治疗作用和强壮补虚的功效，尤其适用于腹痛、泄泻、小便频数、淋漓不通等小肠功能失调的病证。脾俞、肾俞、大肠俞有温肾健脾、理肠止泻的作用，宜于腹痛腹泻，尤其是脾肾阳虚泄泻的治疗。方法一有健脾益气、渗湿止泻的作用，适用于脾胃气虚型和脾胃虚寒型的慢性泄泻；方法二有温肾健脾、渗湿止泻的作用，适用于脾肾阳虚型的慢性泄泻。

5）**胃下垂**：取仰卧位或坐位，先把两手重叠置于腹部，用掌心以脐为中心顺时针方向摩腹2~3分钟；再用食、中、无名指三指并拢点揉神阙、中脘、天枢三个穴位，每穴点揉1~2分钟。取坐位，用拇指指腹点揉足三里、三阴交穴（位于小腿内侧，足内踝尖上3寸，胫骨内侧缘后方处），每穴点揉2~3分钟。

胃下垂中医认为由脾胃虚弱、中气下陷引起。摩腹可增进腹腔与胃肠血液循环、强健胃肠道功能。神厥、中脘、天枢与足三里均有健脾益胃、强壮脾胃、升举阳气的作用。三阴交为足太阴脾经的重要穴位，脾经、肝经、肾经三条属阴的经脉在三阴交处交汇，故称三阴交，既能健脾益气，亦可疏肝强肾。摩腹并按摩以上穴位有健脾益胃、升阳举托的作用，适用于胃下垂的调治，每天做3~4次，30天为一疗程，一般两三个疗程即可见效。

2．足反射区按摩防治胃肠病

足反射区按摩的那些事

1. 足反射区疗法的概念

足反射区疗法，简称“足疗”，是一种通过对双脚的经络穴位、反射区施以按摩、针刺以及热度、电磁等手法、手段，刺激双脚相关部位，从而调整脏腑虚实，疏通经络气血，以预防或治疗某些疾病的方法。足反射区疗法包括所有的刺激手段，是广义的足疗。足部按摩仅指按摩一种手段，是狭义的足疗。

2. 足反射区按摩的历史

足疗中的足部按摩和针灸是中医学中起源较早的医疗技术，但是受到传统封建意识和风俗习惯的影响，这种疗法逐渐被排斥在正统医学之外，严重地阻碍了其发展。

20世纪初，美国医生威廉·菲茨杰拉德以现代西医学方法研究整理足反射疗法的成果，于1917年著成《区域疗法》一书。20世纪80年代在我国台湾传教的瑞士神父吴若石研究“足部按摩术”，于1982年在台湾成立“国际若石健康研究会”。1985年英国现代医学协会将足部推拿法定为“足部反射区疗法”。1989年在美国加州召开了足反射疗法会议。1990年在日本东京举行了国际若石健康法学术研讨会。20世纪80年代末、90年代初，足反射疗法才通过各种渠道传回“娘家”，各种学术团体相继成立、足疗保健按摩院逐渐兴起，1990年4月在北京首次举行了全国足部反射区健康法研讨会，原卫生部正式同意成立了“中国足部反射区健康法研究会”。从此，足部反射区健康法这一简便易行、效果显著的自我保健方法在我国各地得到了迅速的推广及运用。

3. 足反射区的分布规律

足反射区（穴位）的分布是有规律的，基本上是与人体大体解剖部位相对应，即按人体实际位置上下、左右、前后顺序精确分布反射区（穴位）。

双足并拢就像一个从后上方向下看到的一个屈膝盘坐并向前俯伏的投影人形：其足踇趾与各趾对应于人的头、颈、面部，内有大脑、小脑、垂体、三叉神经及眼、耳、鼻、舌、口腔、牙齿等反射区（穴位）；足底上部相当于人的胸部，内有肺脏、气管、心脏、甲状腺、甲状旁腺、斜方肌等反射区（穴位）；足底中部相当于人的腹部，内有胃、小肠、大肠、胰、肝、胆（右侧）、脾（左侧）、肾等反射区（穴位）；足底下部对应于人的下腹部，内有生殖器官（子宫、卵巢、前列腺等）、膀胱、尿道及阴道、肛门等反射区（穴位）；足内侧相当于人的脊椎，从足趾至足跟方向依次有颈、胸、腰、骶椎及尾骨各部分反射区（穴位）；足外侧相当于人的四肢部分，内有肩、腰、肘、髋、股、膝关节等反射区（穴位）。

4. 足疗防治疾病的机制

足反射区疗法之所以能够防病治病，其原因如下：

根据全息学说，人体是一个有机的整体，而足部就是人体的全息胚，上面充满了五脏六腑的信息，对足部的按摩就是对全身的调节。

根据经络学说，人体内部存在一个经络系统，足部穴位按摩所产生的刺激可通过经络系统传遍全身，起到疏通经络、调和气血、调理脏腑的作用。

根据反射学说，人体各脏腑器官在足部均有其对应的反射区，通过足部按摩刺激这些反射区，可以调节人体各部分的功能。

根据血液循环学说，足部在血液循环中所起的作用相当于"第二心脏"，足部按摩能促进血液循环和新陈代谢，维持内环境的相对稳定。

5. 足反射区按摩的要求

足反射区按摩的操作手法，基本要求归纳起来有以下四个方面：

持久：要求手法操作持续一定时间。

有力：要求手法操作具有一定的力量，这种力量又要依穴位、反射区及病症的不同特性而有增减变化。

均匀：要求手法有节奏性，频率稳定，力量协调，给人以协调稳定的刺激，产生良好的感觉，有利于调整身体状态，治疗疾病。

柔和：要求操作手法轻而不浮，重而不滞，用力不可生硬粗暴，动作转换要自然合于要求，使人感到按摩和谐连绵且循序渐进，刺激准确、适度。

下面对足反射区按摩（即足疗）治疗胃肠病反射区（穴位）的选择、操作手法及相关的注意事项加以介绍，朋友们可按照我们的介绍自己尝试一下。

（1）反射区按摩的准备工作

1）体位：选择合适高度的座椅，最好是与小腿高度相差不多的小凳子，这样抬起一条腿时可用另一条腿进行支撑，不至于按摩时出现疲劳。

2）泡脚：按摩前最好要先用温水泡泡脚，水温控制在40℃左右，时间控制在10～15分钟，这样可以温通经脉，加速足底血液循环，为后一步的按摩打下良好的基础。

3）涂油：为了使按摩疗效更好，可以适当在足部涂抹一些有滋润作用的按摩膏或液状石蜡。

（2）反射区与穴位选择原则：选取反射区（穴位）的原则主要是根据病变所在的部位，即受累的脏腑器官，而不是根据具体的病症。

1）基本反射区、穴位选择：肾、输尿管和膀胱这三个反射区（穴位）是足部按摩中极其重要的区域，称为“基本反射区”，其作用主要是疏通脏腑、增进代谢、促进排泄。因此，每次按摩开始和结束时都要连续按摩这三个反射区（穴位）各4～5遍。

2）**主要反射区、穴位选择**：在选取基本反射区、穴位的基础上，再选取与病变器官相对应的主要反射区（穴位）。就胃肠病而言如食管疾病可选取食管、胃、胸等反射区（穴位）；胃及十二指肠疾病可选取胃、十二指肠、腹腔神经丛、甲状旁腺等反射区（穴位）；小肠疾病可选取小肠、腹腔神经丛、甲状旁腺等反射区（穴位）；大肠疾病可选取小肠、回盲瓣、盲肠、升结肠、横结肠、降结肠、乙状结肠及直肠、肛门、腹腔神经丛等反射区（穴位）。

3）**相关反射区、穴位选择**：由于人体的结构和功能是统一的，所以除选取病变器官相对应的主要反射区外、穴位外，还应根据不同性质的病症和脏腑器官相关性质去选取同一系统的相关反射区、穴位，疗效会更显著。各种炎症可选取脾、淋巴结（依患病部位而选取）、肾上腺、甲状旁腺、扁桃体等反射区、穴位来配合。

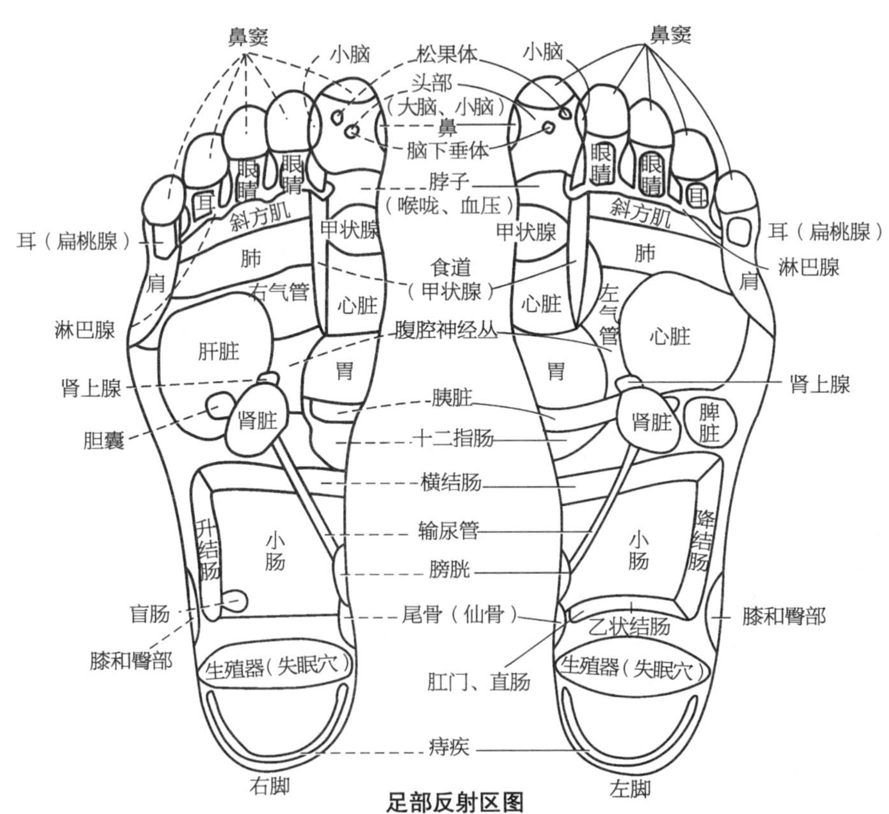

足部反射区图

（3）足疗治疗胃肠病症介绍

1）足疗治疗慢性胃炎：选择肾、输尿管、膀胱、胃、十二指肠、大脑、心脏、肝、胆囊、甲状旁腺等反射区。每1次治疗时间约为30分钟左右，隔天1次，10次为1疗程。

肾反射区（穴位）按摩

位置：位于双足底第二、三跖骨近端的1/2，即足底的前中央凹陷处。

功用：有补肾填精、助阳通脉、醒神开窍、清热利湿、便利二通的作用，适用于肾炎、肾结石、肾肿瘤、肾功能不全等肾病，以及高血压、贫血、慢性支气管炎、骨折、斑秃、耳鸣、眩晕、水肿等。

手法：由足趾向足跟方向按摩3～5次。

输尿管反射区（穴位）按摩

位置：位于双足底自肾脏反射区至膀胱反射区之间，约1寸长呈弧线状的一个区域。

功用：有清热利湿、通淋排石、泻火解毒的作用，适用于输尿管结石、尿道炎症、输尿管积水狭窄、排尿困难、泌尿系统感染等。

手法：由足趾向足跟方向按摩3～5次。

膀胱反射区（穴位）按摩

位置：位于内踝前下方，双足内侧舟骨下方，踇展肌侧旁。

功用：有清热利湿、泻火解毒、通利小便的作用，适用于肾、输尿管、膀胱结石、膀胱炎及其他泌尿系统的疾患。

手法：由足内侧向足外侧旋压3～5次。

胃反射区（穴位）按摩

位置：位于脚掌第一跖趾关节后方（向脚跟方向）约一横指宽处，双足均有，胃的一半反射区在右足，另一半在左足。

功用：有降逆和胃、益气止痛的作用，适用于胃炎、消化性溃疡、胃肿瘤、胃下垂等、消化不良、胰腺炎、糖尿病、胆囊疾患等。

手法：由足趾向足跟方向按摩3～5次。

十二指肠反射区（穴位）按摩

位置：位于双脚脚掌第一跖骨与楔骨关节前方（向脚趾方向），胃及胰反射区的后方（向脚跟方向）。

功用：有理气和胃、益气止痛的作用，适用于十二指肠炎、十二指肠溃疡、十二指肠憩室等十二指肠疾病，以及腹部饱胀、胃脘痞满、消化不良等。

手法：一手持脚，另一手半握拳，食指弯曲，以食指第一指间关节顶点施力，由脚趾向脚跟方向按摩3～4次。

大脑反射区（穴位）按摩

位置：位于双足大踇趾第一节底部肉球处。左半大脑反射区在右足上，右半大脑反射区在左足上。

功用：有平肝潜阳、清利头目、镇静安神、舒筋通络的作用，适用于头痛、头晕、头昏、失眠、高血压、脑血管病变、脑性偏瘫、视觉受损、神经衰弱、帕金森病等。

手法：由上向下按摩3～5次。

心反射区（穴位）按摩

位置：位于左足底肺反射区下方，第4、5跖骨头之间与肩关节反射区平行。

功用：有益气生血的作用，适用于心绞痛、心律失常、急性心肌梗死和心力衰竭恢复期的康复治疗，以及高血压、失眠、盗汗、舌炎、肺部疾患等。

手法：由足跟向足趾方向定点按摩3～5次。

肝反射区（穴位）按摩

位置：位于右脚脚掌第四跖骨与第五跖骨间，在肺反射区的后方（向脚跟方向）。

功用：有舒肝利胆、清热解毒、补益肝血、平肝潜阳的作用，适用于肝炎、肝硬化、中毒性肝炎、肝功能不全等肝本身的疾患，以及血液方面的疾病、高血脂、扭伤、眼疾、眩晕、指甲方面的疾病、肾病等。

手法：一手持脚，另一手半握拳，食指弯曲，以食指第一指间关节顶点施力，向脚趾方向按摩3～4次。

胆囊反射区（穴位）按摩

位置：位于右脚脚掌第三四趾间连线和肩关节反射区横线的交界处。

功用：有清热化湿、利胆止痛的作用，适用于胆囊炎、胆石症等胆囊本身的疾病，以及肝病、失眠、惊恐不宁、肝胆湿热引起的皮肤病、痤疮等。

手法：定点按压3～5次。

甲状旁腺反射区（穴位）按摩

位置：位于双足内侧缘第一跖趾关节前方的凹陷处。

功用：有滋补肝肾、强健筋骨的作用，适用于甲状旁腺功能亢进或低下、佝偻病、低钙性肌肉痉挛、白内障、心悸、失眠、癫痫等疾患。

手法：在关节缝处定点按压3～5次。

2）**足疗治疗胃溃疡**：选择肾、输尿管、膀胱、胃、十二指肠、小肠、腹腔神经丛、胰、腹部淋巴结等反射区。每次治疗时间约为30分钟，隔天1次，10次为1疗程。

肾、输尿管、膀胱、胃与十二指肠反射区（穴位）按摩见“足疗治疗慢性胃炎”部分的介绍。

小肠反射区（穴位）按摩

位置：双脚脚掌中部凹入区域，被升结肠、横结肠、降结肠、乙状结肠及直肠等反射区所包围。

手法：一手持脚，另一手半握拳，食指、中指弯曲，以食指和中指的第一指间关节顶点施力，由脚趾向脚跟方向按摩4～5次。

功用：有消食导滞、健脾行气的作用，适用于小肠炎症、腹泻、肠功能紊乱、消化不良、心律失常、失眠等疾患。

腹腔神经丛反射区（穴位）按摩

位置：位于双足底第二、三跖骨之间，肾与胃反射区的周围。

功用：有调理三焦、提高痛阈的作用，适用于胃肠神经官能症、肠功能紊乱、生殖系统疾病、更年期综合征等，对失眠亦有效。

手法：围绕肾反射区两侧，由上向下按摩5～6次。

胰反射区（穴位）按摩

位置：位于双足底第一跖骨体中下段胃反射区与十二指肠反射区交汇处。

功用：有清胰降糖的作用，适用于胰腺炎、胰腺肿瘤等胰腺本身的疾病，以及消化不良和糖尿病。

手法：由足趾向足跟方向定点按压3～5次。

腹部淋巴结反射区（穴位）按摩

位置：位于双足外侧踝关节前由距骨、舟骨间构成之凹陷部位。

功用：有扶正祛邪、增强机体免疫力的作用，适用于各种炎症、发热、囊肿、肌瘤、免疫力低下、癌症等。

手法：定点按压3～5次。

3）足疗治疗十二指肠溃疡：选择肾、输尿管、膀胱、胃、十二指肠、腹腔神经丛、甲状旁腺、腹部淋巴结等反射区。每次治疗时间为30分钟左右，隔天1次，10次为1疗程。

肾、输尿管、膀胱、胃、十二指肠与甲状旁腺反射区（穴位）按摩见“足疗治疗慢性胃炎”部分的介绍；腹腔神经丛和腹部淋巴结反射区（穴位）按摩见“足疗治疗胃溃疡”部分的介绍。

4）足疗治疗慢性肠炎：选择肾、输尿管、膀胱、胃、小肠、升结肠、横结肠、降结肠、乙状结肠、腹腔神经丛、甲状旁腺、腹部淋巴结等反射区。每次治疗时间为30分钟左右，隔天1次，10次为1疗程。

肾、输尿管、膀胱、胃与甲状旁腺反射区（穴位）按摩见“足疗治疗慢性胃炎”部分的介绍；腹腔神经丛和腹部淋巴结反射区（穴位）按摩见“足疗治疗胃溃疡”部分的介绍。

升结肠反射区（穴位）按摩

位置：位于右足足底小肠反射区的外侧与足外侧缘平行，从足跟前缘至第五跖骨底的带状区域。

功用：有行气通便的作用，适用于结肠炎、便秘、腹泻、便血、腹痛、结肠肿瘤等。

手法：由足跟向足趾方向按摩3～5次。

横结肠反射区（穴位）按摩

位置：位于双足底中间第1～5跖骨底部与第1～3楔骨（即内、中、外侧楔骨）、骰骨交界处，横越足底的带状区域。

功用：有导滞通便、渗湿止泻的作用，适用于腹痛、便秘、腹泻、结肠炎等。

手法：从右至左方向按摩3～5次。

降结肠反射区（穴位）按摩

位置：位于左足足底第五跖骨底沿骰骨外缘至跟骨前缘外侧，与足外侧平行的竖带状区域。

功用：有导滞通便、渗湿止泻的作用，适用于腹痛、便秘、腹泻、结肠炎等。

手法：由足趾至足跟方向按摩3～5次。

乙状结肠、直肠反射区（穴位）按摩

位置：位于左足底跟骨前缘的带状区域。

功用：有清热通便、消炎止血的作用，适用于直肠炎、直肠癌、便秘、乙状结肠炎、结肠炎等。

手法：由足外侧向足内侧方向按摩3～5次。

（四）敞开胸怀

敞开胸怀，通过精神情志调摄、气功导引养生等方法，对预防和治疗胃肠病有重要的作用。

1．精神情志调摄防治胃肠病

不良的精神情志因素既可引起疾病，也会加重病情，如消化性溃疡等胃肠病是典型的心身疾病，功能性消化不良和肠易激综合征等功能性胃肠病与精神情志因素密切密切相关。

由于忧愁、思虑、恼怒等不良的精神情志因素对胃肠病、脾胃病影响最大，因此胃肠病的精神情志调摄要特别注意去忧愁、少思虑、戒恼怒。

（1）**修身养性去忧愁**：修身养性之所以能养生防病、益寿延年，是由于道德水平的提高，可以使人心胸开阔、与人为善，避免或减少忧愁烦恼和各种不愉快，有利于身形静、心志清及阴阳气血平衡。《道庄·九部名数要记》引老子语对此做了明确解释："因为万事万物，盛待于心，心神日理万机，常常处于动而难静的状态。如果身不静、神不清，心神过于躁动，神不内守，乱而不定，必然扰乱脏腑，耗伤气血，轻则招生疾病，重则催人衰老，减短寿命。"

修身养性应做到清心寡欲、知足常乐，具体来说应该注意以下六点：

1）**不过分计较钱财**：钱财乃身外之物，不可过分计较；钱财是垢痂，今日去，明日来，够用够花即可；君子取财有道，不得不义之财。明代医学家龚居中《万寿丹书》说："财固人所必用，但以轻重较之，财则轻于命也。"

2）**不过分追求名利**：人要有名誉感，人要有追求，但不可过分追求名利。谋事在人，成事在天，"只问耕耘，不问收获"。过分追求名利，甚至不择手段，精神压力大，心理负担重，便会严重扰乱气血，影响脏腑功能，导致疾病。孙思邈《千金要方》说："名利败身，圣人所以去之。"

3）**不沉醉美酒佳肴**：饮食没有节制，饮酒过多则伤身，易得慢性胃炎、酒精性肝硬化；膏粱之变，易生痰湿、易得肥胖症，同时易发生动脉硬化、糖尿病、胆结石等现代文明病，进而影响生活质量乃至减短寿命。

4）**不好色纵欲**：古人曾曰："食、色，性也。"性生活是人体的本能，是生活的必需。不禁欲，但也不要纵欲更不要好色，否则就会损精伤肾，动摇生命的根基。《万寿丹书》指出："老子曰：'惟色惟甚，虽圣贤本能无此'，故孔子曰：'吾未见好德如好色者也。'孟子亦曰：'善心莫善于寡欲。'……今之修真之士，须知寡欲保精为急务，修真若不保精，精虚则气竭，气竭则神游，譬之树木然，根枯则枝槁而叶落矣。"

5）**不狂妄自大**：人要谦虚，真人不露相，露相非真人。狂妄者多不合群，孤芳自赏，独断专横，所以性情孤僻、精神抑郁、气血躁动，因此心神不定、肝气逆乱，即易发生疾病。

6）**不嫉妒他人**：嫉妒者对别人的幸福、成就嫉妒、怨恨，对别人的过失、灾难幸灾乐祸，并因此而产生强烈的情绪反应和错误行为。这种不良的心理状态，可使气血逆乱、脏腑功能失调，导致身心疾病的发生。

（2）省思少虑保健康：省思少虑是指适度用神，要避免思虑过度伤脾气结、伤心损神。

思即思考，虑指思虑，由于脾主思，因此思考、思虑过度可使脾气结、肝气郁，致使脾脏功能失调；而心主神志，过思还会耗伤精气、损伤心神。所以历代养生家都主张要省思少虑以保健康。金代名医刘河间说："心为精神之居，神太用则劳。"《万寿丹书》也说："能少思虑，……则神自全，神全则身安，身安则寿永，是乃修身之大要也。"

静以养神，并不是说绝对的神静不用。倘若绝对地静神不用，则心神必然衰退。只有在恰当的用神之中，心神才能健旺，生命活力才能旺盛。如老年人经常读读报刊、看看电视、听听广播，关心关心国家大事以及周围的人和事，用神用心，运动大脑，这对健康是有益处的。

（3）**恼怒要防更宜宣**：恼怒对人体健康危害极大，是精神情志致病的魁首。恼怒既要预防，更宜宣泄。

1）**恼怒预防**：预防恼怒约有以下四法：

警示防怒：指用警示法、提醒法预防发怒。平常可在自己的床头或案头写上“制怒”“息怒”“遇事戒怒”等箴言警句，作为自己的生活信条、养生准则，通过随时警示、经常提醒，怡养性情，使精神安定、情志安宁，遇事自然冷静，泰然处之，可收到良好的预防恼怒的效果。

忍耐不怒：即尽量忍耐，轻易不发怒。信奉“吃亏是福”“忍者大德”的准则，在日常工作和生活中遇到可怒之事，如果无关大是大非，尽量忍耐，宁愿自己吃点亏，做出些让步，不使矛盾激化，轻易不发怒，对方自知纠缠没趣，只好悻悻然作罢。如此一来，怒气自然消减过半，甚至全无。忍耐不怒，既可陶冶情操，有益健康，同时又可在忍中广交良友，取信于人，何乐而不为呢。

以理制怒：即以理性克服、制约情绪上的冲动、恼怒。在日常工作和生活中遇到可怒之事，从养生、身体健康的大道理上考虑，想一想恼怒的不良后果，用理性克服情感上的冲动，使情绪反映“发之于情”而“止之于理”。正如清代养生家《老老恒言》所说的那样：“虽事值可怒，当思事与身孰重，一转念间，可以涣然冰释。”

移情平怒：指恼怒情绪转移到其他方面，以此平息恼怒。在日常工作和生活中遇到可怒之事，自己已被激怒而将要发火时，有意识地移情于他，以“听而不闻，视而不见”的心态应对愤怒之事或愤怒之人，转移自己的注意力，如外出散步、上街购物、公园游玩，或听音乐、观花鸟，或思考别的问题等，都可以有效的移情于他，如此即可消散或平息愤怒情绪。

2）**恼怒宣泄**：已经出现愤怒的情绪，由于各种原因而又不能发怒，由此通过适当的方式宣达、发泄出来，以尽快恢复心理平衡，对健康至关重要。宣泄恼怒约有以下四法：

谈话性宣泄：是把在日常生活中受到误解、委屈而产生的不满、烦恼、愤怒的情绪，通过与亲人、朋友的交谈，或向领导及上级机关的申诉，尽情倾诉出来，以使自己郁积的不良情绪得到正确的疏泄。运用本法时需注意选择好倾诉的对象，必须是关心、爱护你的亲朋，或是理解你、为人正直的领导。只有这样，才能畅所欲言，并获得同情和安慰。否则就有可能造成新的状况而使不良情绪加重。

书写性宣泄：是把各种明显意识到的不良情绪，通过赋诗、写日记等疏泄出来，也可直接给造成自己某种屈辱和不幸的人写信以宣泄自己的不满和愤怒。如抗金名将岳飞为了表达外寇骚扰、国土不得安宁的悲愤心情和抗金复国的雄心壮志，就通过赋诗来排解不良情绪，也就留下了催人泪下、千古传唱的《满江红》。本法的好处在于完全可以以自己的意愿解决挫折中的问题，以淋漓尽致地排解不良情绪。

运动性宣泄：是把过于强烈而难以遏止的愤怒等不良情绪，通过打球、捶击枕头或被子、撕碎废纸等运动方式予以疏泄。如一些心理咨询中心或工作压力大的大公司里，就专门设有“泄气室”“发泄吧”供人发泄、排解不良情绪，人们在此可以任意摔打家具、器物，也可以拳打脚踢模拟出气对象。本法在具体运用时，必须选择好场所、控制好运动量，以免造成破坏性后果。

哭泣性宣泄：是把郁积于内心的愤怒等情绪创伤通过哭泣流泪宣泄出来。美国明尼苏达大学的心理学家通过研究表明，泪水能将人体内导致情绪压抑、愤怒的化学物质加以清洗，因而哭泣可令不愉快的情绪一扫而空。如平常女子常通过哭泣流泪来调节情绪，而由于传统习惯的缘故，男子不能轻易流泪，因此男子的不良情绪就难以排解。运用本法时，需注意时间和场合，也要注意哭泣的方式，有时可以号啕大哭，有时则只能偷偷流泪。

2. 气功导引养生防治胃肠病

气功是导引的俗称，导引是医学上的称呼。气功是以调心、调息为主的传统健身运动，属于“静功”的范畴，其讲究的是精神意识活动、呼吸运动和躯体运动的密切配合，也就是调心、调息与调形的谐调统一。调心即精神情志调摄，由于精神情志调摄对胃肠病的防治有重要作用，因此以调心为主的气功对胃肠病的康复意义重大。调息指呼吸调节，腹式呼吸可使膈肌和腹肌的力量增加而加强胃肠运动，对胃肠病的康复意义特殊。调形指躯体运动，有运行气血、畅通经脉、强健身体的作用。所以，气功对胃肠病有较好的辅助治疗作用。

以下介绍一些好学、易练，对胃肠病辅助治疗有积极作用的气功，供朋友们选择使用。

气功锻炼若干名词

真气：即肾气、元气，又称原气，是人体最基本、最重要的气，禀受于先天父母，藏于肾中，又赖后天水谷精气以充养，是维持人体生命活动的基本物质与原动力，主要功能是推动人体的生长和发育，温煦和激发脏腑、经络等组织、器官。

元神：是人精神情志活动的原动力，禀受先天父母精气而产生，为生命之根本。

意念：是一种想法、念头，但一定是专注的想法和念头。如意守丹田，即把想法、念头专注于丹田这个部位，持久不移地想着、念着丹田这个部位。像以意导气，即通过集中注意力，想着、念着你的“气”在身体里沿着特定的路线“走”。

内视：又称内观。指在排除外界干扰，没有浮思杂念的情况下，合闭双目，观窥躯体某一部位。内观的目的是为了入静。

入静：指练功者在气功锻炼过程中，在意念集中和神态清醒的情况下，所出现的高度安静、轻松舒适的一种练功状态。

丹田：有上中下三丹田：上丹田在两眉头连线中点的印堂穴处；中丹田在两乳头连线中点的任脉膻中穴处；下丹田在脐下三寸的任脉关元穴处。一般所指是下丹田。

小周天：小周天是指通过气功锻炼，内气在任督两脉循环周流。由于心肾相交，水火既济，使精气充实起来，因此可以达到防病祛病的目的。

（1）内养功养生法：内养功有广义和狭义之分。广义内养功指传统气功中以锻炼自身精气神为主，具有静心宁神、调理内脏、培补元气作用的功法而言。狭义内养功指的是河北省北戴河气功疗养院刘贵珍先生倡导的“气功疗法”的一种，此处所致是指后者。

内养功是我国优秀的传统健身运动，具有防治疾病、养生延年的作用，历史上皆以单传口授相继承，刘贵珍先生倡导的内养功得内养功第五代传人刘渡舟先生亲授，并在自己练功与多年临床实践的基础上整理而成。由于刘贵珍研究和推广内养功成绩显著，1955年受到国家卫生部的表彰和嘉奖，从此气功疗法作为医学研究的重要成果得到国家的承认，并广泛应用于临床。

内养功在长期的医疗保健实践活动中，其内容不断充实，功法更趋完善，适应证有所扩展，显示出生机勃勃的发展势头，是传统健身运动静功基本功种之一。本功法要求身、息、心并练，同时配合调整饮食，具有大脑静、脏腑动的特点。由于本功法具有强健脾胃、培补后天之本的作用特点，因此主要适用于辅助治疗消化系统的疾病，如对胃及十二指肠溃疡、胃下垂、慢性胃炎、慢性肠炎、慢性肝炎、初期肝硬化、慢性胆囊炎、习惯性便秘、功能性消化不良、胃下垂、胃黏膜脱垂症、肠结核、胃切除术后症候群等疾病都有较好的疗效。此外，对肺结核、高血压病、低血压病、慢性风心病、支气管炎、支气管哮喘、糖尿病、风湿症及癌症初期等其他系统的疾病也有一定的疗效。

1）内养功养生法的作用机制：内养功是一种运用了特定的呼吸锻炼与达到入静手段相结合的整体疗法。入静即锻炼大脑皮质的抑制过程，降低大脑皮质对外在或内在刺激的感受性，因此可恢复大脑皮质正常的功能，使皮质下中枢及胃肠功能逐渐恢复正常。特定的呼吸锻炼，如深缓柔长的腹式呼吸和停闭呼吸，则形成了对胃肠道器官的一种按摩，有加强内脏血液循环、改善组织器官营养供应以及改善胃肠蠕动、增强消化吸收功能的作用。由于内养功有调节大脑皮质功能、加强肠胃消化功能的作用，因此有促进胃肠病康复的保健作用。

2）内养功养生法的练习方法

姿势：本功法不论采用哪种姿势，只要自然、端正即可。靠坐式：靠坐在沙发或床铺上，后背和腰部须用物品垫实，不可悬空；双手轻松自然地放在沙发扶手上或两手相握置于自己的丹田（即脐下3寸的关元穴）部位；坐在沙发上两膝关节弯曲成90°、两小腿平行而垂直于地面、两脚踏实地面，坐在床铺上两腿自然屈曲或伸展。侧卧位（左右均可）：头略向前低，平稳地枕于枕上；上面的上肢自然伸于身体上侧，手掌心向下放于髋关节部；下面的上肢屈肘、手自然伸开、掌心向上，放在距头旁的枕上；腰部略向前屈；下面的腿自然伸开，微弯曲；上面的腿弯曲约120°，放于下面的腿上。两眼微闭，注视鼻尖，口亦微闭，舌抵上颚。

调匀呼吸：本功采用停闭呼吸法，可分为3种：一是吸一停一呼一吸……，二是吸一呼一停一吸……，三是吸一停一吸一呼……。如此周而复始，循环不已。从开始到结束，呼吸都要平静均匀，缓缓进行。并要注意以下两点：一是呼吸深长、轻细、均匀：在整个呼吸中，只有细细地、轻轻地吸气和呼气，才能呼吸深长和没有呼吸声音，不然就会短促、吃力、不能持久。呼吸均匀，是尤为重要的，只有把吸、停、呼三者调匀，才能使呼吸持续稳定。二是建立鼻呼鼻吸、气沉丹田的条件反射：呼吸时，大脑要有意识地诱导，使气下沉丹田，逐渐建立条件反射，这要耐心培养，不能操之过急。故意用劲鼓肚子或憋气则难以达到目的。

意守丹田：即在意念活动中，想象以腹内脐下3寸处的气海穴为中心形成一个球形，使思想集中，排除杂念。这样以一念代万念，则易于入静。意守应自然，不可无意去守，亦不可强守，应是似守非守。愈静则效果愈好，达到稳定安静的半睡眠状态，则能对高级神经中枢起到保护性抑制作用，结合内脏自然而平缓的活动，可使身体各部的功能恢复到正常的生理状态。有的妇女练意守丹田会出现经期延长或经量过多，此时应改为意守膻中，即意想在胸腔中，两乳之间以膻中穴中心形成一个圆形平面。

收功：练完功后不要急于起来，要以肚脐为中心，用一手掌心按在肚脐上，另一手掌心贴在这只手的手背上，两手同时以肚脐为中心揉转，先由内向外，由小到大缓缓划圈，左转30圈。稍作停顿后，再由外向内，由大到小划圈，右转30圈，到肚脐处停止，即是收功。然后，可以随意活动活动身体，但不要做剧烈运动。

（2）六字诀养生法：六字诀，又称六字气诀，是通过嘘、呵、呼、呬、吹、嘻6个字的吐气发声进行锻炼的一种静功。六字诀历史久远，流传广泛，由南北朝时梁代的医药学家、道教茅山派代表人物陶弘景创始，历代医家或养生家也从不同的角度对其进行了补充与完善，其中健身气功六字诀是在对传统六字诀进行挖掘整理的基础上，运用相关现代科学理论与方法编创而成，并由国家体育总局于2003年统一向全国推广。

六字诀是以调息为主，同时配合六个字独特的吐音方法，并辅以精神情志调摄和简捷的肢体运动，来调整肝、心、脾、胃、肾、三焦等脏腑及全身的气机，起到内调脏腑、外壮筋骨、强身健体、养生康复的作用，可用于肝炎、心脏病、肾结石、青光眼及高血压、低血压、肠胃炎、气管炎等病症的辅助治疗。本功法加上起势和收势，连预备势在内共9个动作，简单易学，易记易练，既没有复杂的意念观想，也没有高难度、大幅度、超负荷的动作，不易出偏，安全可靠，适合老年群众和体弱多病者习练。六字诀各字诀之间既是一个系统的整体，可按顺序练习，又各具独立性，可有针对性地练1个或2个字，既可长期坚持连续练习六字诀，又可以按季节单独练某1个字，还可根据个人身体条件和疾病的虚实需要进行补泻，灵活实用。

1）六字诀养生法的作用机制

中医观点：六字诀是根据中医学天人合一、五行生克制化的理论，按照春、夏、秋、冬四季节序，结合肝、心、脾、肺、肾五脏属性与角、徵、宫、商、羽五音的发音口型，配合呼吸、意念和肢体运动，引地阴上升，吸天阳下降，吐出脏腑之浊气，吸入天地之清气，结合后天营卫之气，推动真元之气，使气血畅行于五脏六腑之中，通过培补元气、平衡阴阳、疏通经络、调和气血、调理脏腑等机制强身健体、养生康复的作用。

现代研究：实验证明，通过习练六字诀等健身气功，能够使人的反应速度、肌肉力量、躯体柔韧性、平衡协调能力等身体素质指标得到显著提高，肺活量、心率、血压等生理机能得到明显改善。通过习练六字诀等健身气功，能够改善中老年人心理健康，主要体现在情绪方面，对因衰老、疾病及生活压力引起的负性情绪有着良好的舒缓和调节作用，并能够有效地改善焦虑和抑郁等症状。通过习练六字诀等健身气功，还能够改善血液生化指标，如既能抑制脂质过氧化，减轻组织或细胞的过氧化损伤，又能显著增加超氧化物歧化酶（SOD）活性和对氧自由基的清除作用；对机体免疫有积极的调节作用；对降低中老年女性甘油三酯水平、调节脂代谢具有良好的作用；能增加男女性激素，改善衰老对性激素水平的影响。

2）六字诀养生法的练习方法

嘘（读xū）字功：①静坐练法：在床上坐好，两腿伸直，怒目扬眉，然后头部左顾右盼，来回慢慢转动。转到左边即发“嘘”字音，然后再怒目扬眉，头向右转，转到右边时发“嘘”字音。头正时吸气，头转到左右时呼气发“嘘”字音。②站立练法：头部动作与静坐练法相同，另加双手拍肩动作。怒目扬眉，头部左顾右盼，头向左转，右手拍到左肩，头自右转，左手拍打右肩。头正吸气，转头呼气时发“嘘”字音。“嘘字功”有疏肝平肝的作用，治疗肝病，如慢性肝炎、肝大、胸胁胀闷、高血压头目眩晕、目疾、两目干涩等均可练该功法。

呵（读hē）字功：面向东方静坐，于子时前和午时后各叩齿36次，用舌搅至唾液满时，漱口数遍，分3次咽下。咽唾液时必须猛咽有声，用意念送至丹田，然后吐气发“呵”字音，发音不要出声，自己能听到即可。“呵字功”有补心宁神的作用，治疗心病，如失眠、心悸、健忘、心绞痛、冠心病、心律不齐、口舌糜烂、舌强、语言謇塞等均可练该功法。

呼（读hū）字功：右手上举过头，左手叉腰，向左转身，右手从左边自上而下弯腰去触左脚，然后起立。向上举手时为吸，手由上面往下时吐气发“呼”字音。用相同动作两手左右交替上举。“呼字功”有健脾益气的作用，治疗脾病，如脘腹胀满、腹痛腹泻、食欲不振、四肢疲乏、肌肉萎缩、皮肤水肿等均可练该功法。

呬（读si）字功：两腿直立，两脚分开，略宽于肩。双手高举过头，使两肺尽量扩张，以多吸进氧气。然后左脚向前迈一步，脚尖点地，挺胸。双手后扬，同时吸气，接着右脚也向前迈一步，成立正姿势。然后双手随身体向下弯腰，同时呼气，发“呬”字音。“呬字功”有补肺清肺的作用，治疗肺病，如感冒发热、支气管炎咳嗽、痰涎上涌等均可练该功法。

吹（读chuī）字功：两脚尖和脚跟均并拢，双手交叉向上举，手心朝上，头上顶。然后弯腰，双手触地，再立刻松开，然后双腿下蹲，双手抱膝，呼气发“吹”字音。默念“吹”字，不发出声音，只自己听见即可。“吹字功”有补肾助阳的作用，治疗肾病，如腰膝酸软、畏寒肢冷、遗精阳痿、子宫虚寒等均可练该功法。

嘻（读xī）字功：双手高举过头，握拳。抬头，两眼看拳，双手向上用力打30～50拳后，吐气时发“嘻”字音。一般要念“嘻”字6遍。“嘻字功”有调理三焦的作用，治疗三焦病，如三焦郁阻不畅而引起的眩晕、耳鸣、喉痛、胸腹胀闷、小便不利等均可练该功法。

3）六字诀治情志所致肠胃病

怒为肝志，属木，对应口诀为“嘘”：在日常生活中经常会碰见“郁怒”的情况，即敢怒不敢言的情况，而肝郁如不化解，久必成病，肝旺乘土，即侵犯脾胃，出现胃肠功能失调的呃逆呕吐、脘胁胀满、腹痛腹泻等病证，此时需平肝和胃，可用六字诀中的“嘘”字诀。

思为脾志，属土，对应口诀为“呼”：梁山伯与祝英台在长亭一别之后，祝英台知晓美满姻缘将成泡影，日夜思念梁山伯，造成“茶不饮来饭不思”，这就是典型的过度思虑伤脾之故。在现实生活中，人们在剧烈竞争的社会生活中，由于用脑过度常致不思饮食、茶饭不香、脘腹胀满、夜眠不安，这也属思虑伤脾致病。此时需健脾和胃，可用六字诀中的“呼”字诀，同时由于夜眠不安是由脾病及心引起，又可加念“呵字诀”。

（3）真气运行功法：是甘肃省名中医、甘肃中医药大学主任医师、兰州大学名誉教授李少波先生根据《黄帝内经》理论，并集古代各家功法之长、结合长期的实践而创编的静功功法。习练这套功法，可以加强真气在经脉间有序地循行，对各种药物久治不愈的慢性疑难病症均有疗效，同时也有防病健身的作用。

1）真气运行功法的作用机制：真气是人体生命能量的物质基础和动力源泉。真气充足，则人体生机旺盛，表现为身体健康；反之，则身体衰弱，疾病丛生，而真气消失生命结束。经过真气运行功法的锻炼，可使人体获得充足的真气，当真气在体内沿经络旺盛的运行时，可保持机体的内在活力，增强自我修养、自我建设的本能，从而达到防病治病、健康长寿的效果。

中医学认为，人之所以生病，常由真气虚衰、阴阳失调、气血不和、经络不畅、脏腑亏损，或虚或实等引起。基于《黄帝内经》等中医典籍所创的真气运行功法就是通过凝神调息的方法，从培补真气入手，贯通经络，调理阴阳，促进生命活动的有序化，发挥自我治疗、康复疾病的能力，从而达到治病健身、延年益寿的目的。就胃肠病的治疗机制而言，由于胃肠道的部位在中下焦脘腹，病证以食少腹胀、大便不调、神疲乏力为主症，病机多属于脾胃虚寒，肝胃不和或湿热郁滞。真气运行功法的特点就在于重视中丹田的功能的发挥，重视培养脾胃之气。该功法第一步，呼气注意心窝部（即中丹田，靠近胃区），导心火下行给脾胃增加热能（火生土）。在中丹田心窝部培蓄真气，加强脾胃的健运功能，这对脾胃虚寒、消化不良的病症，效果是显著的。而后令真气沿中腹任脉下沉丹田，培养下丹田真气。中、下丹田充沛的真气对盘踞于脘腹的脏腑器官起到温煦调理的作用，加强其消化吸收的功能，肠胃道的邪浊之气也因此得到清理，故对纳少脘痛、消化不良以及湿热留滞引起的腹痛便泻等有调治作用。另外，丹田真气充足时，小腹饱满有力，给下垂的胃体增加了上浮力，所以很多胃下垂的疾病患者得以治愈。

2）真气运行功法的练习方法

姿势：真气运行功法有行、立、坐、卧4种形式，其中以坐式为主，其他姿势为辅。坐式具体有盘腿和垂腿两种姿势，一般认为盘腿坐过于形式化，且易麻腿。因此，一般采用垂腿坐较为便利。垂腿坐式即坐在高低适宜的椅凳上，以坐下来大腿面保持水平为度，小腿垂直，两脚平行着地，两膝间的距离以能放下两拳（拳眼相对）为准；两手心向下，自然的放在大腿面上；两肩下垂，腰须直、勿用力，不要挺胸驼背、仰面低头；下颌略向回收，头顶如悬。

五官要求：口唇自然闭合，上下齿相对，将舌上卷约成90°，用舌尖轻轻地抵住上颚。闭目内视，练哪一步功就内视哪一部位，如第一步为注意心窝部，就内视心窝部。用耳朵留意自己的呼吸，使呼吸不要发出粗糙的声音。

呼吸要求：在练习真气运行功法的过程中，一直要注意呼气，吸气则任其自然，无须注意。丹田真气充实后，自然会贯通督脉，那时即感到一呼真气入丹田，一吸真气沿督脉入脑，这是真气的自然活动状态，无须刻意追求。

练功方法：真气运行功法又名“真气运行五步功”，即本功法由5步组成。

第一步，呼气注意心窝部：做好练功准备，放松身心，集中思想，精神内守，在呼气的同时，意念随呼气趋向心窝部（即中丹田，靠近胃区）。练功到3~5天，即会感到心窝部沉重，再往后，每呼气时，感觉到有一股热流注入心窝部，这是真气集中的表现。有了真气的集中，就给第二步功打下了基础。

第二步，意息相随丹田趋：当第一步功做到每一呼气即觉心窝部发热时，就可意息相随，自心窝部开始，呼气注意丹田，但不可操之过急。此时真气已通过胃区，脾胃功能已有改善。因此，真气沉入丹田后，胃及周围脏器如大小肠、膀胱、肾等都逐步发生生理上的改变，一般都感到食欲增进、大小便异常现象有程度不同的改善。

第三步，调息凝神守丹田：当第二步功做到丹田有了明显感觉，就可以把呼气有意无意地止于丹田，不要过分注意呼气往下送，以免发热太过。此时任脉通畅，心肾相交，中气旺盛，因此心神安泰，睡眠安静。凡患有心火上炎、失眠多梦，以及心脏不健康的人，都有好转。通过练功不断给肠胃增加热能，脾胃消化吸收能力增强，体重增加。同时，精力充沛，元气充足，肾功能也会增强。

第四步，通督勿忘复勿助：原则上还是按照第三步操作，真气沿督脉上行的时候，意识应该跟随上行的力量，这就是勿忘。若行到某处停下来，不要用意念去导引，这又是勿助。通督之后，一呼真气入丹田，一吸真气入脑海，但不可有意追求，一呼一吸形成任督循环即“小周天”。此时真气不断地补益脑髓，大脑皮质的本能力量增强，所以凡是由于肾精亏损和内分泌紊乱所引起的头晕耳鸣、失眠健忘、腰酸腿软、月经不调、精神恍惚、易喜易怒、心悸气短、性欲减退等神经官能症状，都可得到改善。

第五步，元神蓄力育生机：所谓元神，就是大脑调节管制的本能力量，与识神对立（识神是有意识的精神活动）。第四步功已通督脉，肾气不断灌溉脑髓，元神的力量不断得到补充。心主神明，心气上通于脑，才能发挥其全面的调节管制作用。根据身体的表现，大脑皮层的本能力量增强，内分泌协调而旺盛。因活力旺盛，抗病免疫力就增强了，一般致病因素就可减少甚至避免，原有的沉疴痼疾也可以得到改善或痊愈。坚持锻炼，就可以达到身心健康、益寿延年的效用。

以上5步是真气运行法锻炼过程中的基本概况。在实践中，由于每个人的体质不同，具体条件又不一样，因此效果与表现也是因人而大同小异。鉴此，练功时既要顺乎自然，灵活运用，不能刻意拘执；又要本着一定的要求，耐心求进，持之以恒，不可自由放任。

收功：真气运行功法收功的时候，慢慢睁开眼睛，搓搓双手，再用双手搓面，最后用十指梳头片刻，再慢慢站起来活动。

（五）其他养生

胃肠病预防与治疗方法众多，除上述各种养生方法外，下面再介绍耳穴贴压、艾灸养生、中药外治等养生方法，供朋友们选择使用。

1. 耳穴贴压法

日常生活中，大家经常能看到有些人的耳朵上贴着一些小方块形状的胶布，这就是耳穴贴压法。耳穴贴压法是“耳针法”常用的防治疾病的方法。

耳针法的那些事

耳针法是通过对耳廓特定区域（即耳穴）的观察（或检测）和刺激达到诊治疾病的一种方法。耳针由于具有诊断、治疗、预防、保健四位一体的优点，因此其在中医针灸法中是较为独特的疗法。

1. 耳穴的分布

人的双耳不仅是听觉器官，而且全息缩影了人体的全部躯体部位与器官。

耳朵虽小，却毫无遗漏地对应了整个人体，其外观就像一个头朝下蜷缩的胎儿。“耳垂”就好似人体的头部，有头部的耳穴；“对耳轮”即与耳轮相对、上部有分叉的隆起部分，就如同人体卷曲着的躯干和伸展的下肢，有躯干和下肢的耳穴；“屏间切迹”即耳屏与对耳屏之间的凹陷，就好像人体的上肢，有上肢的耳穴；“耳甲腔”即耳轮脚以下的耳甲部位，就如同人体的胸腔和腹腔，其内分布着人体重要的内脏器官，有内脏器官的耳穴。

2. 耳针防病治病的原理

中医学认为，耳朵并不是单独的、孤立的听觉器官，而是一个人体的全息胚，全身五脏六腑、皮肤九窍、四肢百骸都通过经络与耳密切联系，因此有“耳者宗脉之所聚也”“十二经脉三百六十五络，其血气皆上于面而走空窍”之说。因此，通过针刺、按压耳穴等刺激可调节人体脏腑的生理功能，具有防治疾病的作用。

3. 耳穴贴压法的操作

耳针法的操作方法有很多种，其中最适合大家日常进行的是耳穴贴压疗法，也就是平时讲的“压耳豆”。

耳穴贴压疗法的操作很简单，具体方法分为三步：

一是准备耳豆：在进行耳穴贴压前，需要事先准备好耳豆。可到药店买一块耳豆板和一些医用胶布以及王不留行子或莱菔子，把王不留行子等撒在耳豆板上，然后贴上胶布，用刀逐格划开，随用随取。

二是取穴粘贴：根据疾病特别是证型选准穴位后，先以75%的酒精棉球拭净耳廓皮肤，用消毒干棉球擦净，再用镊子将中间粘有耳豆的小方胶布取下，贴在相应的穴位上，并粘牢贴紧。

三是按压刺激：待各穴粘贴完毕，即予按压刺激，按压时宜采用拇食指分置耳廓内外侧，夹持压物，行一压一松式按压，反复对压每穴30～60秒，每天按压3～5次，每周换贴1～3次。治疗时两耳可同时进行或两耳交替进行。

4. 耳穴贴压的注意事项

耳廓皮肤有炎症或冻伤者，不可使用。

避免胶布潮湿或污染，防止皮肤感染。夏天炎热，汗多者，耳穴贴压留置时间一般为2天，休息1天。

对胶布过敏伴痒感者，可取下胶布，休息3天后再贴压。必要时加贴肾上腺穴，或遵医嘱服用氯苯那敏等抗过敏药物。

（1）胃肠病常用耳穴定位主治

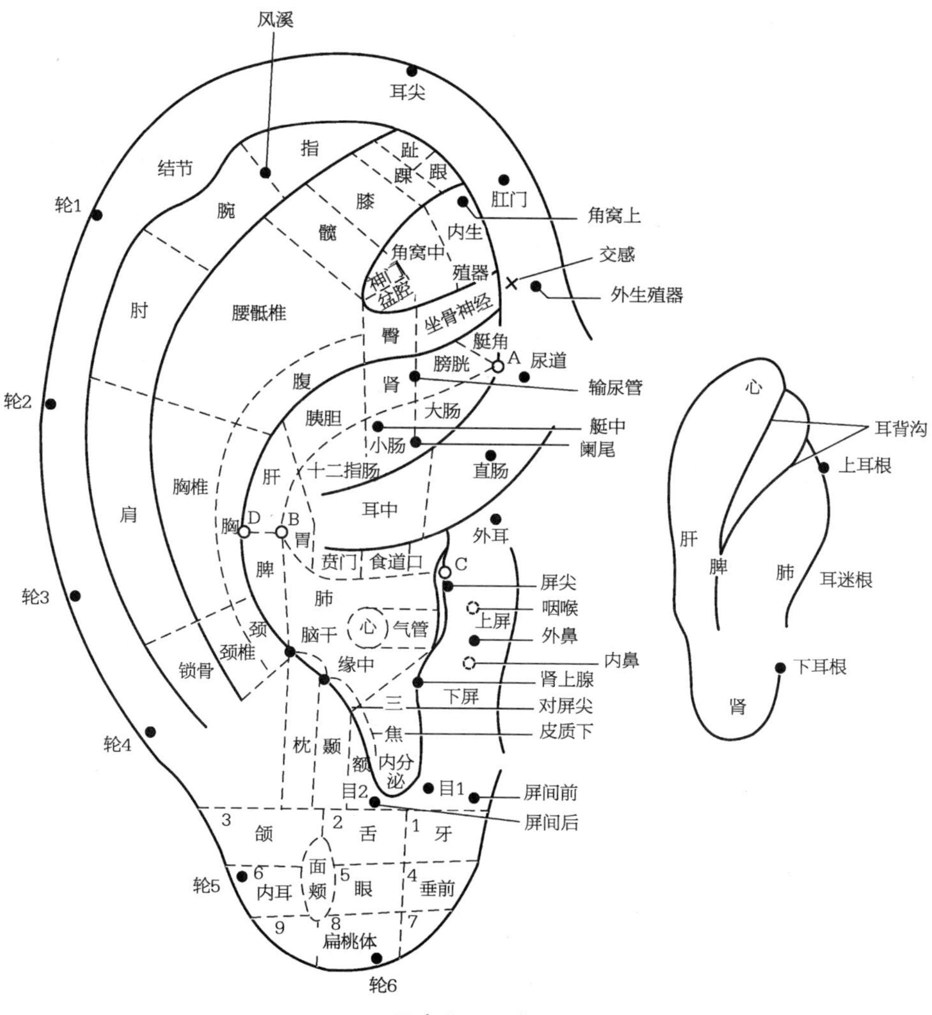

耳廓分区示意图

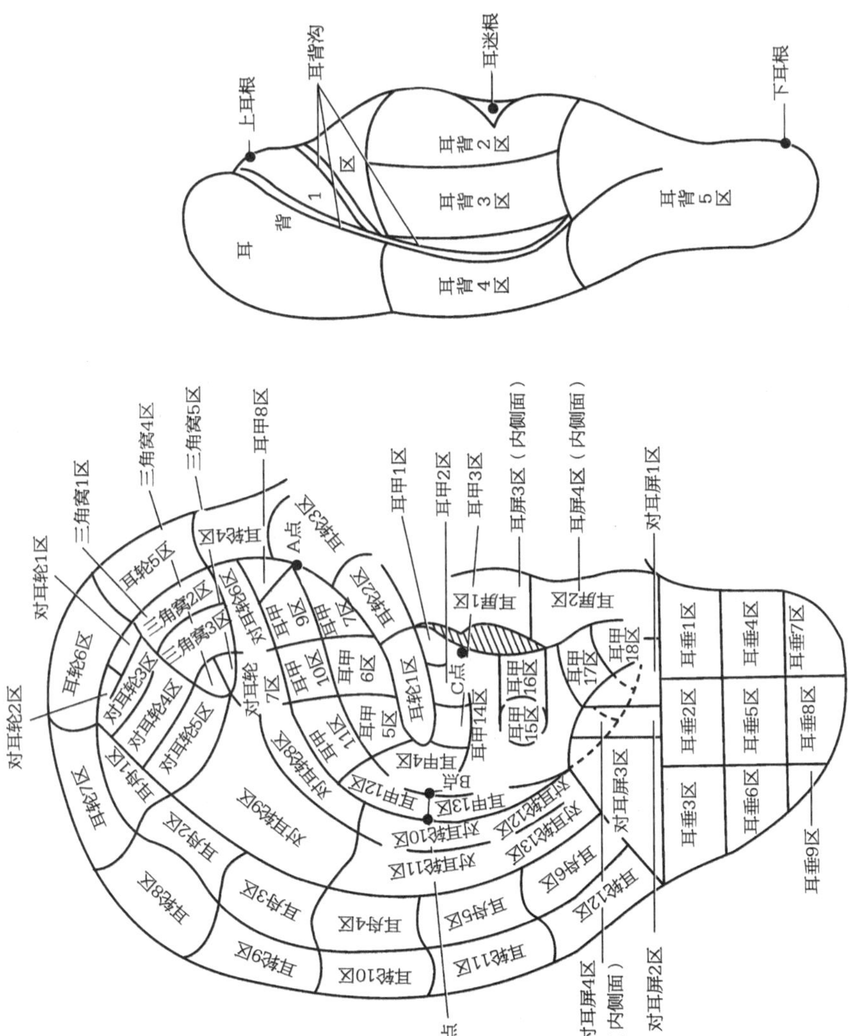

上耳根
耳背沟
耳迷根
下耳根
耳背1区
耳背2区
耳背3区
耳背4区
耳背5区
对耳轮1区
对耳轮2区
三角窝1区
三角窝4区
三角窝5区
耳甲8区
耳甲1区
耳甲2区
耳甲3区
耳屏3区（内侧面）
耳屏4区（内侧面）
对耳屏1区
A点
B点
C点
D点
耳垂1区
耳垂2区
耳垂3区
耳垂4区
耳垂5区
耳垂6区
耳垂7区
耳垂8区
耳垂9区
对耳屏2区
对耳屏3区
对耳屏4区（内侧面）

耳穴定位图

1）**直肠**：位于耳轮脚棘前上方的耳廓处，即耳轮2区。主治腹泻、肛脱、便秘、痔疮。

2）**腹**：位于对耳轮体前部上2/5处，即对耳轮8区。主治腹胀、腹痛、腹泻。

3）**胃**：位于耳轮脚消失处，即耳甲4区。主治胃痉挛、胃炎、胃溃疡、消化不良及胃痛、恶心呕吐。

4）**十二指肠**：位于耳甲艇内，耳轮脚上方后部，即耳甲5区。主治十二指肠溃疡、幽门痉挛及腹胀、腹泻、腹痛。

5）**小肠**：位于耳甲艇内，耳轮脚上方中部，即耳甲6区。主治消化不良及腹痛、腹胀。

6）**大肠**：位于耳甲艇内，耳轮脚上方前部，即耳甲7区。主治腹泻、便秘与咳嗽、痤疮。

7）**脾**：位于耳甲腔的后上方，即耳甲13区。主治腹胀、腹泻、便秘、食欲不振与功能性子宫出血、白带过多、内耳眩晕。

8）**耳背脾**：位于耳背中央部，即耳背3区。主治胃痛、消化不良、食欲不振。

（2）**胃肠病耳穴贴压处方**：以下介绍一些耳穴贴压辅助治疗胃肠病的穴位处方与操作方法，供朋友们选择使用。

1）急性胃肠炎

【穴位处方】胃、食道（在耳轮脚下方中1/3处，即耳甲2区；主治食管炎所致吞咽困难、胸闷等）、贲门（在耳轮脚下方后1/3处，即耳甲3区；主治贲门痉挛、神经性呕吐与食欲不振、胃痛等）、大肠、小肠、腹、交感（在对耳轮下脚末端与耳轮内缘相交处，即对耳轮6区前端；有调节自主神经系统功能，对内脏有解痉止痛作用，对血管有舒张与调节作用，主治胃痉挛、肠绞痛、心绞痛等所致疼痛）。

【操作方法】单耳或双耳取穴，每天或隔天换贴1次。

2）慢性胃炎

【穴位处方】胃、脾、腹、肝（在耳甲艇的后下部，即耳甲12区；有调节肝脏、治疗肝病、目疾及调节情绪、治疗胁痛的作用，主治高血压、青光眼与经前期综合征、更年期综合征、胁痛等）、胰胆（在耳甲艇的后上部，即耳甲11区，有调节胰、胆及疏肝止痛、治疗胁痛的作用，主治胆囊炎、胆石症、胰腺炎与胁痛、消化不良等)、交感、神门(在三角窝后1/3的上部，即三角窝4区；主治失眠多梦、炎症、疼痛)。慢性萎缩性胃炎脘腹胀满者，加皮质下(在对耳屏内侧面，即对耳屏4区；有调节大脑皮质功能及消炎、止痛、止汗、缓解脘腹胀满的作用，主治脘腹账满、疼痛等)。

【操作方法】单耳取穴，两耳轮换治疗，2～3天换贴1次，7次为一疗程。

3)消化性溃疡

【穴位处方】胃、脾、十二指肠、腹、交感、神门。

【操作方法】单耳取穴，两耳轮换治疗，2～3天换贴1次，10次为一疗程。

4)慢性肠炎

【穴位处方】大肠、小肠、脾、胃、肝、肾(在对耳轮下脚下方后部，即耳甲10区；有补肾助阳、益精补髓的作用，主治慢性泄泻、遗尿、遗精、耳鸣、腰痛、月经不调等)、交感。溃疡性结肠炎加三焦(在外耳门后下，肺与内分泌之间，即耳甲17区；主治腹胀、便秘等)、内分泌(在屏间切迹内，耳甲腔的前下部，即耳甲18区；有调节内分泌、抗过敏的作用，主治痛经、月经不调、更年期综合征与各种过敏性疾病)。过敏性肠炎加直肠、内分泌。

【操作方法】单耳取穴，两耳轮换治疗，隔2天1次，10次为一疗程。

5)胃下垂

【穴位处方】脾、胃、腹、皮质下、交感。

【操作方法】单耳取穴，两耳轮换治疗，2～3天换贴1次，10次为一疗程。

2. 艾灸养生法

艾灸的那些事

灸，烧灼的意思。灸法是借助灸火的热力给人体以温热的刺激，通过经络腧穴的作用，达到防治疾病目的的一种方法。灸法是中医针灸中的有机组成部分，有其独特而不可替代的疗效。明代医学家李梴在《医学入门·针灸》中指出："药之不及，针之不到，必须灸之。"

灸法所用的原料很多，但以艾叶作为主要灸料，因此用艾施灸即称艾灸。艾是多年生菊科草本植物，属阳热之药，气味芳香无毒，容易燃烧，火力温和，点燃后热力持久而深入，温热感可直透肌肉深层，一经停止施灸便无遗留感觉，所以是灸法理想的原料。

1. 艾灸防病治病原理

温通经脉，行气活血：人体的生命活动有赖于经络的畅通和气血的正常运行，艾灸应用其温热刺激，可温通经络、促进气血运行，从而起到防治疾病的作用。

培补元气，预防疾病：元气是维持人体生命活动的基本物质与原动力，元气壮则人强，元气虚则人病，元气脱则人死。艾为辛温阳热之药，可补阳壮阳，使元气充足、人体健壮，"正气存内，邪不可干"，故艾灸有培补元气、预防疾病的作用。

健脾益胃，培补后天：常灸中脘、足三里等穴有健脾益胃、培补后天的作用，能使消化系统功能旺盛，增强人体对水谷气血营养物质的消化、吸收，不仅具有辅助治疗胃肠病症的功效，而且可收到预防疾病、抗衰防老的效果。

2. 艾灸养生操作方法

艾灸在针灸养生中占有十分重要的地位，具体又分为直接灸、间接灸和艾条灸，其中艾条灸最为常用，同时因其操作方法比较简便，故适于自我使用。直接灸是将大小适宜的艾炷（是用手工制成的圆锥形的艾的小团或机器制作的艾炷商品）直接放在皮肤上施灸，若施灸时需将皮肤烧伤化脓，愈后留有瘢痕者，称为瘢痕灸；若不使皮肤烧伤化脓，不留瘢痕者，则称为无瘢痕灸。间接灸是用药物将艾炷与施灸腧穴部位的皮肤隔开，进行施灸的方法，如隔姜（生姜片）灸、隔蒜（生蒜片）灸、隔附子饼（用中药附子制成的药饼）灸等。

艾条灸常用的有温和灸和雀啄灸两种：①温和灸选用艾条灸养生，多用温和灸法，即将市售的艾条（一般称清艾条）一根，燃着一端，对准拟灸的腧穴部位，先靠近皮肤，再慢慢升高，直至感到穴区温暖舒适且无烧灼感为佳，固定不动，一般距皮肤2～3cm，连续灸5～10分钟，以局部发红为度。②雀啄灸即将艾条燃着端对准穴区，一上一下如麻雀啄食般移动，直至皮肤潮红为度。

3. 艾灸养生注意事项

专心致志，耐心坚持：施灸时要思想集中，不要在施灸时分散注意力，以免艾条移动，不在穴位上，徒伤皮肉，浪费时间。对于养生灸，则要长期坚持，偶尔灸是不能收到预期效果的。

注意安全，防烫防火：施灸时一定要注意防止落火，艾条灸要勤刮灰，避免灰多后掉在皮肤上，艾炷灸更要小心，以防艾炷翻滚脱落，引起烫伤或着火。施灸结束后，必须将燃着的艾条、艾柱熄灭，以防复燃而发生火灾。

灸后起疱，防止感染：施灸后穴位局部皮肤常出现红晕瘢痕，并有灼热感，一般无须处理，经数小时后即可消退。因施灸不当或化疱灸，局部皮肤烫伤可能起疱，轻者也不必处理，数天后可自行吸收，结痂而瘉。如果灸后皮肤水疱较大者产生灸疮，一定不要把疮搞破，如果已经破溃感染，要及时使用消炎药。

使用艾灸，注意禁忌：①禁灸部位：人体的重要脏器、大血管附近以及乳头、阴部、睾丸、妊娠期妇女的腰骶部不要施灸。颜面等暴露在外的部位，不要直接灸，以防形成瘢痕，影响美观。关节部位不要直接灸，避免化脓、溃烂，不易愈合。②禁灸病症：凡属发热性疾病见脉搏跳动转快者，一般不宜施灸；某些传染病急起高热、昏迷、抽风期间，或身体极度衰竭出现形瘦骨立等表现，也不要施灸；极度疲劳，过饥、过饱、酒醉、大汗淋漓、情绪不稳，或妇女经期忌灸。

（1）常用艾灸腧穴

身柱：位于项后第3胸椎与第4胸椎棘突之间，属督脉，有补肾强体、宁心安神、理肺健脾的作用，主治肾虚脑力不足所致眩晕、失眠、头痛，肺气不足所致咳嗽气喘，脾气虚弱所致消化不良、吐乳、泄泻、食欲不振等病证。此外，身柱穴为小儿强壮穴，常灸身柱有促进小儿发育与预防消化系统、呼吸系统疾病的功效，日本医学界誉其为“小儿百病之灸点”。日本针灸学家八偶景山在《养生一言草》中记载：“小儿每月灸身柱、天枢，可保无病。”

中脘：位于上腹部，在脐上4寸，前正中线上，胸骨下端和肚脐连线中点处，属任脉，是足阳明胃经的募穴、八脉交会穴的腑会，六腑疾患皆可治之，有健脾益胃、调理中焦、降逆和胃的作用，适用于急慢性胃炎、急慢性肠炎、消化性溃疡、胃下垂、消化不良以及便秘的预防与治疗。常灸中脘可强健脾胃功能、促进饮食水谷消化与气血营养吸收，并能增强机体的抵抗力，为脾胃养生要穴。

关元：位于下腹部，在前正中线上，脐下3寸处。关元别名丹田、下丹田，属于任脉，为一身元气之所在，又为小肠的募穴，有益气助阳、利尿通淋的治疗作用和强壮补虚的功效。常灸关元可培补元气、补肾助阳、益精调经，是身体虚弱、畏寒肢冷、精神不振、食欲减退、大便稀软与阳痿早泄、月经不调、白带增多、小便频数、淋漓不通等病患者以及元气渐趋虚衰中老年朋友养生保健的要穴。养生谚语即云：“若要安，丹田、三里不会干”，是说因常灸丹田等部位，故该处皮肤潮湿不干。

脾俞：位于背部，第11胸椎棘突下，正中旁开1.5寸处，为脏腑背俞穴之一，属于足太阳膀胱经。“脾胃者，仓廪之官，五味出焉”，即脾胃能从饮食五味中化生气血营养物质，是营养物质产生的仓廪、仓库，因此是供给五脏六腑营养的源泉，是身体健康的基础保障，所以通常称脾胃为“后天之本”。脾俞穴有调理脾胃、健脾益气的作用，通治脾胃病证、胃肠病症，常灸脾俞穴可强健脾胃功能、促进消化与吸收。

足三里：位于膝盖外侧下3寸，胫骨外侧上凹陷处。把一只手的四指放在膝盖骨外侧的下面，另一只手的大拇指去按压与小指的交界点（胫骨嵴外一横指处），就是足三里穴。足三里属足阳明胃经，是胃经的主要穴位，有调理脾胃、补中益气、健运脾阳、和胃降逆、温中散寒等作用，通治腹部上中下三部诸证，故称“三里”（古代“里”

与“理”通），古人因此亦有“肚腹三里留”的说法。足三里还是养生保健强壮、长寿要穴，可调理脾胃、促进消化。常灸足三里能增进食欲、帮助消化、调补气血、增强体力与肌力、消除或改善疲劳、减少疾病、预防衰老；对高血压、低血压、动脉硬化、冠心病心绞痛、脑血管意外，感冒、肺结核以及肾炎、膀胱炎、遗精阳痿、盆腔炎等也均有防治作用。

三阴交：位于小腿内侧，足内踝尖上3寸，胫骨内侧缘后方处，为足太阴脾经的重要穴位，又为脾经、肝经、肾经交汇之处，有健脾益气、疏肝强肾的作用，对脾、肝、肾三脏诸疾均有防治功效。中医理论认为，肾藏精、肝藏血，脾为气血生化之源、又主运化水湿，而女性因其经、带、胎、产等特殊情况与肾、肝、脾有关，所以三阴交又有“妇科三阴交”的说法，即该穴对妇女养生保健、妇科病症甚为有效。

（2）艾灸处方

1）养生处方

小儿养生

【穴位处方】单灸身柱；脾胃虚弱、易患胃肠病者，可配天枢穴；体质较弱、易患感冒者，可配风门穴。天枢穴为足阳明胃经的腧穴，在肚脐向左右2寸宽处，左右各一，有调理胃肠功能、降气和胃理肠的作用。经常灸天枢有调理胃肠功能、养生保健的功效。风门穴为足太阳膀胱经的腧穴，在第二胸椎棘突下旁开1.5寸宽处，左右各一，有宣肺散邪、调理气机的作用。经常灸风门有增强体质、预防感冒的功效。

【操作方法】可用艾条温和灸或雀啄灸。一般单穴每次灸10分钟左右，双穴每穴每次灸5分钟左右，隔天1次，每个月不超过10次。至身体强壮止。

成人养生

【穴位处方】单灸足三里，或灸足三里、中脘、关元。

【操作方法】可用艾条温和灸或雀啄灸。单灸足三里，一般每次灸10分钟左右，每天1次，灸10次后休息3～5天后再灸。灸足三里、中脘、关元，每穴每次灸5分钟左右，隔天1次，每个月不超过10次，休息

7～10天后再灸。至身体强壮止。

脾胃养生

【穴位处方】单灸足三里或中脘，或三阴交、脾俞、胃俞与足三里、章门、中脘两组穴位轮流灸。胃俞穴位于背部，在第12胸椎棘突下，正中旁开1.5寸处，有调理胃肠、和胃降逆的作用。经常灸胃俞有调理胃肠功能、养生保健的功效。章门穴位于侧腹部，在第十一肋游离端的下方，有疏肝和胃、理气健脾的作用，为八脉交会穴的脏会，故统治五脏疾病。

【操作方法】可用艾条温和灸或雀啄灸。单灸，一般每次灸10分钟左右，每天1次，灸10次后休息3～5天后再灸。多个穴位灸，先灸第一组穴位，每穴每次灸5分钟左右，隔天1次，每个月不超过10次，休息7～10天后再灸第二组穴位。至脾胃功能强壮止。

2）治病处方

慢性胃炎

【穴位处方】主灸中脘、足三里、胃俞、脾俞、梁门，胃脘胀满加天枢、大横；嗳气加内关、天突。梁门穴位于上腹部，在脐上4寸，距前正中线2寸处，有消食导滞、和胃止痛的作用，主治食欲不振、恶习呕吐、胃脘疼痛。大横穴位于腹中部，在脐中旁开4寸处，有温里散寒、调理肠胃的作用，主治脘腹疼痛、泄泻、便秘。内关穴位于上肢腕关节正中直上两寸处两条肌腱之间，有和胃降逆、理气止痛的作用，主治恶心呕吐、呃逆嗳气、脘腹疼痛。天突穴位于颈部，在前正中线上，胸骨上窝中央，有理气化痰、止咳平喘的作用，与内关穴合用可治呃逆嗳气。

【操作方法】可用艾条温和灸或雀啄灸。每穴每次灸5分钟左右，每天1次，重者1天2次。10次为1疗程，疗程之间可休息2～3天。

消化性溃疡

【穴位处方】主灸中脘、足三里、胃俞、脾俞、章门，胃脘嘈杂加太溪，吐酸去足三里、加阳陵泉。太溪穴位于足内侧，在内踝后方，内踝尖与跟腱之间的凹陷处，有补肾益精、滋阴清热的作用，主治头晕目眩、失眠健忘、遗精阳痿等肾虚证与咽喉肿痛、耳聋耳鸣、胃脘嘈杂等虚热证。阳陵泉穴位于膝关节外侧，在小腿外侧，腓骨头前下方凹陷处，有舒肝利胆、清肝止酸的作用，主治胆囊炎、胆石症肋腹疼痛及消化性溃疡胃酸过多。

【操作方法】可用艾条温和灸或雀啄灸。每穴每次灸5分钟左右，每天1次，重者1天2次。10次为1疗程，疗程之间可休息2～3天。

胃下垂

【穴位处方】足三里、中脘、章门、提胃穴，三阴交、胃俞、脾俞、提胃穴，两组穴位轮流灸。提胃穴位于上腹部，在脐上4寸，再旁开4寸，即中脘穴旁开4寸处，有升举阳气的作用，主治胃下垂所致胃痛、胃胀与消化不良。

【操作方法】可用艾条温和灸或雀啄灸。先灸第一组穴位，每穴每次灸5分钟左右，每天1次，重者1天2次，10次为1疗程，休息2～3天后再灸第二组穴位。

慢性肠炎

【穴位处方】中脘、天枢、气海、上巨虚，溃疡性结肠炎加太冲。气海穴位于下腹部，在腹部前正中线上，脐下1.5寸处，有益气助阳、调经固精的作用，主治腹痛、泄泻、便秘、遗尿及月经不调、经闭、崩漏和遗精、阳痿等病证，同时还有强壮身体的功效。上巨虚穴位于小腿，在小腿前外侧，髌骨下缘与髌骨韧带外侧凹陷处即犊鼻穴下6寸，距胫骨前缘一横指即一个中指宽度处，有调理肠胃、理气止痛的作用，主治胃肠炎所致肠鸣、腹痛、泄泻与消化不良。太冲穴位于足背，在足背第一、二跖骨之间，跖骨底结合部前方凹陷处，有疏肝解郁、平肝清热的作用，主治与精神因素密切相关的溃疡性结肠炎所致腹痛腹胀、大便困难或溏泻。

【操作方法】可用艾条温和灸或雀啄灸。每穴每次灸5分钟左右，每天1次，重者1天2次。10次为1疗程，疗程之间可休息2～3天。

3．中药外治法

中药外治的那些事

中药外治法，简称外治法，是在中医基本理论指导下，将中药做必要的处理后，通过一定方式施用于患者全身或局部的体表以及黏膜等部位，以达到治愈疾病为目的的一种治疗方法。

外治法的具体方法很多，临床上常用的有贴、掺、敷、熏、蒸、洗、抹、熨、坐等内容。贴一般指贴膏药；掺一般指掺药面；敷一般指用软膏制剂或药面调剂贴敷；熏是用中药的烟雾来达到治病目的；蒸即用煎熬中药的蒸气来治病；洗即用中药的煎剂洗全身或患处以求治愈疾病；抹即将药膏直接涂抹患处；熨即是对患处的一种热敷疗法；坐即将药物塞入阴道或肛门内，或直接坐到药物上，以治疗疾病。

中医根据具体病证及病情轻重，或以内治为主，或以外治为主，既可单独采用内治或外治，又可内外兼治同时并举，最终达到治愈疾病的目的。中医学外治法经典著作《理瀹骈文》中说："外治之理，即内治之理；外治之药，即内治之药。所异者法耳。"即内治、外治防治疾病原理一致，而以内治之理为依据。

中药外治法是通过体外给药，使之作用于经络、气血、脏腑、局部病灶，从而达到祛除机体内在疾患、调整和提高机体功能的一种治疗方法。其作用机制在于"切于皮肤，彻于肉理，摄于吸气，融于渗液。"即中药外治法药物经过皮表的渗透与吸收，不仅可作用于用药局部，而且可经过皮肤、肌肉、穴位、经络进入体内气血、脏腑而产生全身作用，从而达到治疗疾病的目的。

中药外治用于胃肠病的治疗具有简便易行、高效快捷的特点。以下介绍目前使用最为广泛的中药敷脐法，朋友友们不妨试一试。

中药敷脐法是将中药敷贴于脐部即神阙穴，上面用胶布或纱布等覆盖固定，以防治疾病的一种方法。大家都听说过"丁桂儿脐贴"，外贴宝宝的肚脐窝处就可以辅助治疗泄泻和腹痛，这就是典型的中药敷脐法。

中医学认为"脐"与命门穴平齐，为腹部之"缺"，又为元神出入之处，故名"神阙"。肚脐为神阙所在，任脉由此通过，并与督脉互为表里。任督二脉统领全身经络之气血运行，联络五脏六腑、四肢百骸，因此敷脐法可通过调整任督二脉功能而防治全身疾病。西医学认为，脐在胚胎发育过程中为腹壁最后闭合处，表皮角质最薄，敷药最易吸收，而且药力可不通过胃肠、肝脏代谢，经皮肤吸收后直接由脐下、腹膜下密布的静脉网和动脉分支输布全身各部，故药物有效成分破坏较少、对胃肠的刺激也较小。因此，敷脐法作用明显、方法简便、经济安全、对消化系统疾病较为适宜，自古以来在民间广为流传。

中药敷脐法适用范围很广，内科、儿科、妇科、男科多种病证均能使用，尤其对消化系统疾病、儿科病症最为适宜。例如，功能性消化不良、慢性胃炎、消化性溃疡、慢性腹泻、慢性便秘、神经性呕吐、呃逆、肠易激综合征等都可使用敷脐法。儿童大多不愿服药、害怕打针，特别是婴幼儿给药尤为困难，而小儿肌肤柔嫩、脏气轻灵，敷脐法作用迅速、起效较快，因此儿科病症敷脐效果最好。

中药敷脐法必须根据病证选定方药。将选定的干药研成细末加水或药汁、姜汁、油脂、酒等充分调匀，或取一定量的鲜药捣烂。将脐部清洁后将调好的药物直接敷于脐部，最后用胶布或纱布垫敷盖固定。1～2天换药1次，或3～5天换药1次。

为提高疗效，可采取局部适当加温或将药物加热的办法。有些对皮肤刺激性较强的药物，在使用中要注意观察，防止皮肤起疱后溃烂，造成感染。

以下介绍一些中药敷脐辅助治疗胃肠病的处方与操作方法，供大家选择使用。

（1）**慢性胃炎和消化性溃疡：**常可分为寒邪客胃证、湿热内阻证、饮食内停证、肝胃不和证、瘀血内停证、脾胃气虚证和脾胃虚寒证等证型。

1）寒邪客胃证

白芷散（《中医脐疗法》）：白芷60g研末，小麦面粉15g，混匀。用时取药粉适量用食醋调成糊敷脐，外用胶布固定，再用热水袋热敷，或用艾条隔药灸。1天换药1次。

2）湿热内阻证

仙人掌汁（《中医脐疗大全》）：仙人掌适量，去刺捣烂，纱布包裹，敷脐，外用胶布固定。1天换药1次。

大黄滑石散（《中医脐疗法》）：大黄、元明粉、栀子、郁金、香附各30g，滑石60g，黄芩、甘草各15g。混合、碾细，备用。用时取适量用生姜汁调成稠糊敷脐，外用胶布固定。2～3天换药1次。

3）饮食内停证

食滞膏（《慢性胃炎治疗32法》）：大黄、枳实、厚朴各1g，芒硝粉2g。将前3味药混合研为细末，加入芒硝粉，混合备用。用时取药末适量，加米醋调成糊，敷于肚脐处，外用胶布固定。1天换药1次。

4）肝胃不和证

金铃子散（《消化性溃疡简便自疗》）：金铃子、元胡、吴茱萸、青皮各等分，共研细末，备用。用时取药末3～6g敷于肚脐处，外加纱布覆盖，用胶布固定。1天换药1次。本方最适于消化性溃疡的调治。

5）瘀血内停证

失笑散（《中医脐疗法》）：蒲黄、五灵脂、丹参、大黄、甘草各15g，砂仁6g，檀香3g，各药共研细末。先取檀香末填脐，其余药末用生姜汁调如膏状外贴，绷带固定。药干换药1次。

6）脾胃气虚证

黄芪散（《胃炎的自我疗法》）：黄芪、白术各15g，木香、砂仁各10g，共研细末，备用。用时每取1.5g，用黄酒调成稠糊敷脐，外用胶布固定。1天换药1次。

黄芪饼（《中医脐疗大全》）：生黄芪60g，炒白芍45g，桂枝、元胡各30g，炙甘草15g，生姜、大枣（去核）各适量。以上除生姜、大枣外，各药共研细末，备用。每取5g，加生姜1片、大枣1个，共捣烂成饼状，敷脐，胶布或绷带固定。3～5天换药1次。本方最适于十二指肠溃疡的调治。

7）脾胃虚寒证

椒萸饼（《辽宁中医杂志》1980年第11期）：小茴香75g，吴茱萸、干姜、公丁香各50g，肉桂、生硫黄各30g，荜拨25g，山栀20g，胡椒5g，共研细末，贮瓶备用。用时取药末25g加等量面粉，用开水调成糊状敷脐上，用温水袋热敷。每天换药1次。

（2）急性肠炎：常可分为寒湿泄泻、湿热泄泻等证型。

1）寒湿泄泻

胡椒饼（《陕西中医》1980年第4期）：胡椒粉1g、饭团少许，拌匀，制成饼状，贴于脐部，胶布固定。每天换药1～2次，连续数天，以愈为度。

丁桂散（《上海中医药杂志》1987年第9期）：丁香、肉桂各等分，研末备用。每次取2～3g，用藿香正气水适量调成糊状，敷于脐部，用伤湿止痛膏固定。每天换药1次，连用3天。

2）湿热泄泻

六一散（《中医外治法》）：滑石6份、甘草1份研细末，备用。用时取药粉适量，用鲜车前草捣汁或干车前草煎汁调成饼状，敷脐，胶布固定。每天换药1～2次，以愈为度。

三黄粉（《上海中医药杂志》1987年第9期）：黄连、黄檗、黄芩各等量研末，备用。用时取药粉5g，用大蒜液（取大蒜瓣数枚捣碎，入少量开水浸泡1小时即成）适量调成糊状，敷脐，用厚蜡纸或塑料薄膜覆盖，再用纱布固定。每天换药1～2次，连用3天。

（3）慢性肠炎：常可分为脾胃气虚泄泻、脾肾阳虚泄泻等证型。

1）脾胃气虚泄泻

理中散（《江西中医药》1956年第5期）：党参10g、白术7g、干姜5g、炙甘草3g，混合烘干、碾细，备用。用时取药粉0.2g填入脐内，覆盖一软纸片，再加棉花，外用白胶布固定。2～3天换药1次。

白术散（《赤脚医生杂志》1979年第5期）：白术、苍术各12g，干姜、吴茱萸各10g，烘干、碾细，备用。用时取药粉适量，用白酒调和，敷于脐部，外用纱布、胶布固定，6～8小时取下。

2）脾肾阳虚泄泻

破故纸散（《中医脐疗法》）：破故纸5～20g，用铁锅炒黄研成粉末，装瓶备用。用时取药粉适量用米醋调成糊状敷于脐部，外用胶布固定。1天换药1次。

久泻膏（《中医脐疗大全》）：生黄芪、补骨脂、乌梅炭、五倍子各30g，米壳、肉桂各15g，黄连、冰片各6g，混合烘干、碾细，备用。用时取药粉3g用生姜调成膏敷脐，外用伤湿止痛膏或肤疾宁膏固定。3天换药1次。

3）**胃下垂**：最多见者为中气下陷证。

脐疗方（《中医外治法集要》）：蓖麻子仁3g，五倍子1.5g，共研细末，加清水适量调为稀糊状，外敷肚脐处，再用伤湿止痛膏固定，贴后每天早、晚用热水袋外熨局部5～10分钟，第4天晨揭去药膏，休息1天后再行下1个疗程，连续6次为度。

药灸神阙（《中医脐疗大全》）：黄芪、党参、丹参各15g，白术、白芍、当归、枳壳、生姜各10g，升麻、柴胡各6g。上药焙干，共研细末和匀，装瓶备用。用时将药末10g填神阙穴，铺平呈圆形（直径2～3cm），再用8cm×8cm胶布贴紧，每隔3天换药末1次，每天隔药艾条灸神阙穴10分钟，以1个月为l疗程。

参考文献

1. 凌锡森，王行宽，陈大舜. 中西医结合内科学. 北京：中国中医药出版社，2001.
2. 仁潮. 胃肠病中医保健. 北京：人民卫生出版社，2006.
3. 张湖德，马烈光. 中华实用养生宝典. 北京：中国旅游出版社，2008.
4. 谭兴贵. 中医养生保健研究. 北京：人民卫生出版社，2009.
5. 邓沂，徐传庚. 中医养生学. 西安：西安交通大学出版社，2014.
6. 谭兴贵. 中医药膳学. 北京：中国中医药出版社，2003.
7. 易蔚，邓沂. 中医药膳学. 西安：西安交通大学出版社，2012.
8. 邓沂，冯胜利. 甘肃药膳集锦. 兰州：读者出版社，2016.
9. 邓沂，吴玲燕，李德贞. 茶饮与药酒方集萃. 北京：人民卫生出版社，1998.
10. 谭兴贵，谭楣，邓沂. 中国食物药用大典. 西安：西安交通大学出版社，2013.
11. 石学敏. 针灸学. 北京：中国中医药出版社，2002.
12. 王世彪，肖衍初. 中医脐疗法. 兰州：甘肃科学技术出版社，1993.